Diabetes mellitus
Typ 2

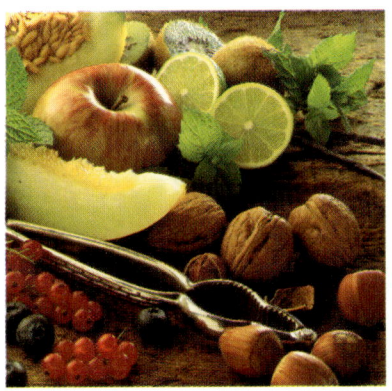

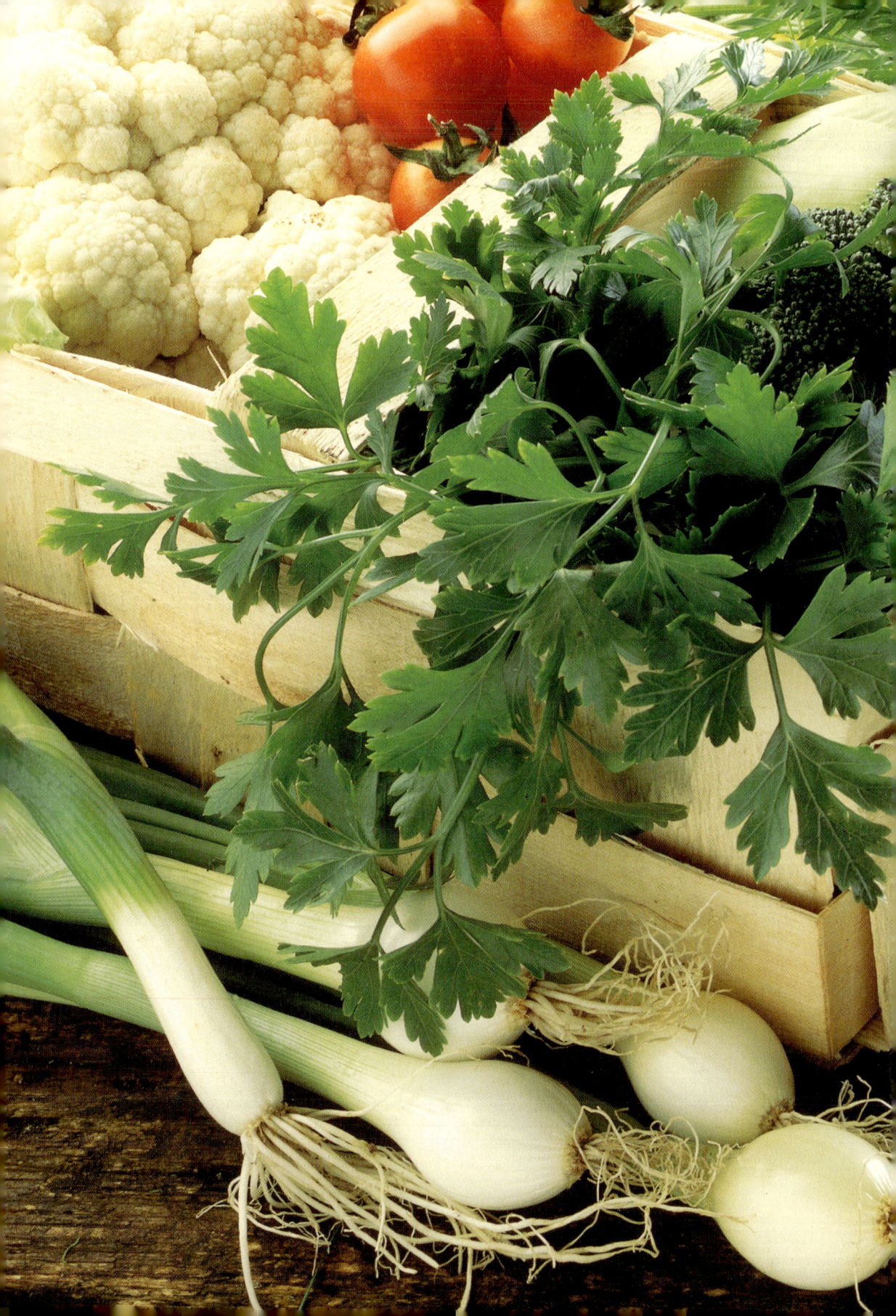

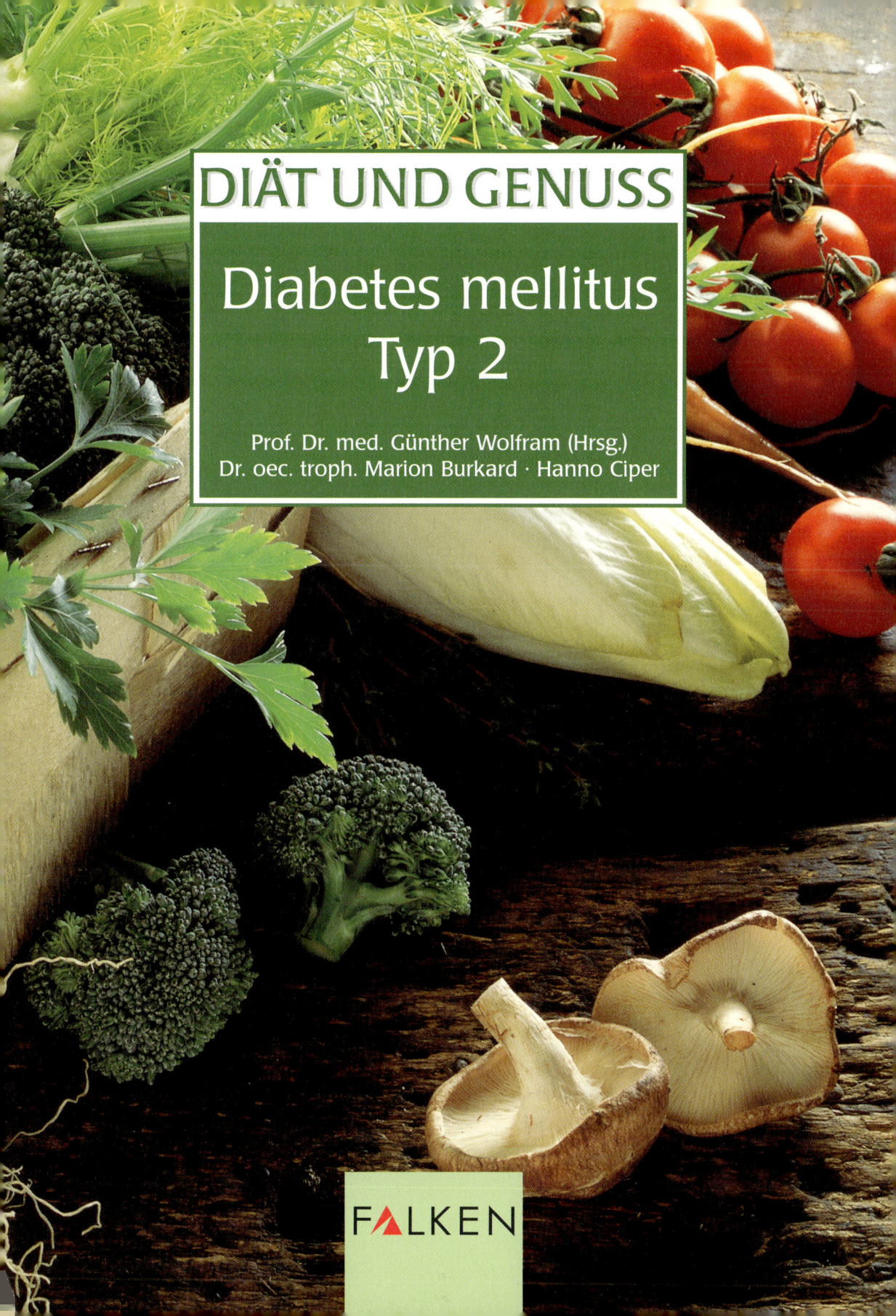

DIÄT UND GENUSS

Diabetes mellitus Typ 2

Prof. Dr. med. Günther Wolfram (Hrsg.)
Dr. oec. troph. Marion Burkard · Hanno Ciper

FALKEN

Inhalt

· · ·

Vorwort

• • •

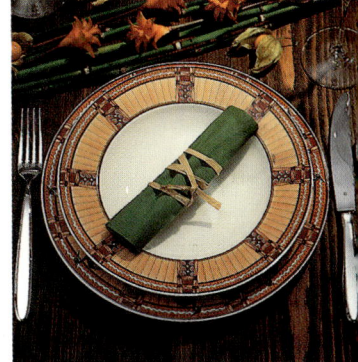

Der Diabetes mellitus ist eine häufige Stoffwechselkrankheit, deren Entstehung und Verlauf durch die Ernährung stark beeinflußt werden. Eine vollwertige Mischkost, die alle Nährstoffe in einem ausgewogenen Verhältnis liefert, ist deshalb am besten geeignet, um dieser Krankheit vorzubeugen oder ihren Verlauf günstig zu beeinflussen.

An der Entstehung der Zuckerkrankheit sind wahrscheinlich Erbfaktoren beteiligt, aber unsere Lebens- und vor allem die Ernährungssituation spielen dabei eine mindestens genauso große Rolle. Die letzten Jahrzehnte brachten uns zunehmenden Wohlstand, der von einem reichlichen Nahrungsangebot und großer körperlicher Bequemlichkeit geprägt ist. Wenig Bewegung und üppiges Essen führen zu Übergewicht. Dabei ist gerade Übergewicht der wichtigste Wegbereiter für den Ausbruch der Zuckerkrankheit.

Die richtige Ernährung ist deshalb in jedem Stadium und unabhängig von den Komplikationen die Grundlage für die Behandlung des Diabetes. Moderne Erkenntnisse führten in letzter Zeit dazu, daß die sogenannte „Diät" heute in ihrer Zusammensetzung der vollwertigen Ernährung des Gesunden weitgehend angepaßt sein soll. Lediglich vor zu großen Essensportionen und einer ungünstigen Einteilung der Mahlzeiten muß sich der Zuckerkranke heute noch vorsehen. Die Ernährung wird vom Patienten weitgehend selbst bestimmt und orientiert sich am Körpergewicht sowie an Blut- und Urinzucker. Es ist heute erwiesen, daß die Häufigkeit und Schwere der Komplikationen an Herz, Nieren und Augen wesentlich von der Einstellung des Diabetes abhängen.

Der Zuckerkranke hat es also selbst in der Hand, durch eine vernünftige Ernährung eine gute Einstellung des Stoffwechsels zu erreichen und dadurch auch nach langjährigem Verlauf der Zuckerkrankheit Komplikationen zu vermeiden. Als Hilfe auf diesem Weg wurde dieses Gesundheitskochbuch mit seinen praxisnahen und leicht umsetzbaren Ratschlägen sowie mit abwechslungsreichen Rezepten zur bewußten Ernährung bei Diabetes mellitus Typ 2 geschrieben.

Prof. Dr. med. Günther Wolfram

Bewußt essen und genußvoll leben

• • •

Diagnose „Diabetes"

Der Diabetes mellitus, auch Zuckerkrankheit genannt, ist eine chronische Erkrankung, bei der der Gehalt an Zucker im Blut (Glukose) zu hoch ist und dieser durch körpereigene Regulationsmechanismen nicht mehr stabilisiert werden kann.

Die wichtigsten Formen des Diabetes mellitus sind der Typ-1-Diabetes und der Typ-2-Diabetes. Während sich beim Typ-1-Diabetiker die Erkrankung meist schon im Kindes- oder Jugendalter manifestiert, sind vom Typ 2 hauptsächlich Personen ab der zweiten Lebenshälfte betroffen.

Beim **Typ-1-Diabetes** (jugendlicher Diabetes) wird das Hormon Insulin nicht mehr von der Bauchspeicheldrüse produziert. Insulin sorgt für die Senkung des Blutzuckerspiegels, und dieser kann dramatisch ansteigen, wenn dieses Hormon fehlt. Das bedeutet im allgemeinen, daß der Betroffene sofort nach Entdeckung des Diabetes mit einer Insulintherapie beginnen muß, d.h. er ist insulinpflichtig und muß sein ganzes Leben lang Insulin in individuell abgestimmten Dosen spritzen.

Der **Typ-2-Diabetes** (Altersdiabetes) ist die häufigste Form der Erkrankung. Dieser Gruppe gelten die Empfehlungen in diesem Buch in besonderem Maße.

Übergewicht und Fehlernährung über viele Jahre hinweg, verbunden mit geringer körperlicher Betätigung sind die häufigsten Ursachen für den Diabetes. Oft liegt auch eine erblich bedingte Veranlagung vor, so daß die Insulinproduktion der Bauchspeicheldrüse im Alter nicht mehr ausreicht.

Es kommt auch vor, daß die Insulinproduktion vielfach zwar zu hoch (sogenannte Hyperinsulinämie), aber nicht ausreichend ist, um den Blutzuckerspiegel normal zu halten. Dann tritt erst nach Jahren der Erkrankung ein Insulinmangel auf, doch müssen diese Diabetiker meistens kein Insulin spritzen.

Manchmal wird der Diabetes rein zufällig beim Auftreten einer ganz anderen Erkrankung erkannt. Beobachten Sie sich aber auch selbst. Denn hohe Blutzuckerwerte können sich durch eher harmlose Beschwerden, wie großer Durst, häufiges Wasserlassen, Mundtrockenheit, schlechte Wundheilung, Juckreiz, Haut- und Harnwegsinfektionen, Müdigkeit und Sehstörungen, bemerkbar machen. Eine sichere Diagnose, ob diese Anzeichen tatsächlich die Warnsignale für eine Diabeteserkrankung sind, kann nur der Arzt stellen.

Diabetes Typ 1 und Typ 2 sind die wichtigsten Formen der Zuckerkrankheit. Vom Typ-2-Diabetes, auch Altersdiabetes genannt, sind etwa 85% der Diabetiker betroffen

Nehmen Sie mögliche Warnsignale, wie großen Durst, häufiges Wasserlassen oder andauernde Müdigkeit ernst

Mit ganz einfachen und schmerzlosen Methoden kann der Arzt die Diabeteserkrankung feststellen. Durch die Analyse einer kleinen Blutmenge oder durch Eintauchen eines Teststreifens in den Urin läßt sich ein erhöhter Blutzucker leicht messen. Auch ein Glukose-Toleranztest, bei dem ein Sirup getrunken werden muß, gibt bereits Aufschluß über eine Vorstufe des Diabetes. Diabetes tut nicht weh. Er führt aber durch die ständig erhöhten Blutzuckerwerte zu schwerwiegenden und schmerzhaften Krankheiten wie Arteriosklerose, Herzinfarkt, Schlaganfall, Bluthochdruck und Fettstoffwechselstörungen. Dieses Krankheitsbild, das meist mit Übergewicht verbunden ist, wird auch metabolisches Syndrom genannt. Bei schlecht eingestellten Diabetikern treten zudem gehäuft Nierenerkrankungen und Augenschäden auf, da die erhöhten Blutzuckerspiegel auch kleinste Blutgefäße schädigen.

Dauerhaft erhöhte Blutzuckerspiegel begünstigen gesundheitsgefährdende Begleit- und Folgeerkrankungen

Wenn die Therapiemaßnahmen (Ernährung und Medikamente oder Insulin) ignoriert werden, können sich für die Betroffenen außer diesen chronischen Zuständen auch lebensbedrohliche akute Situationen wie Unter- und Überzuckerung (Hypo- und Hyperglykämie) einstellen.

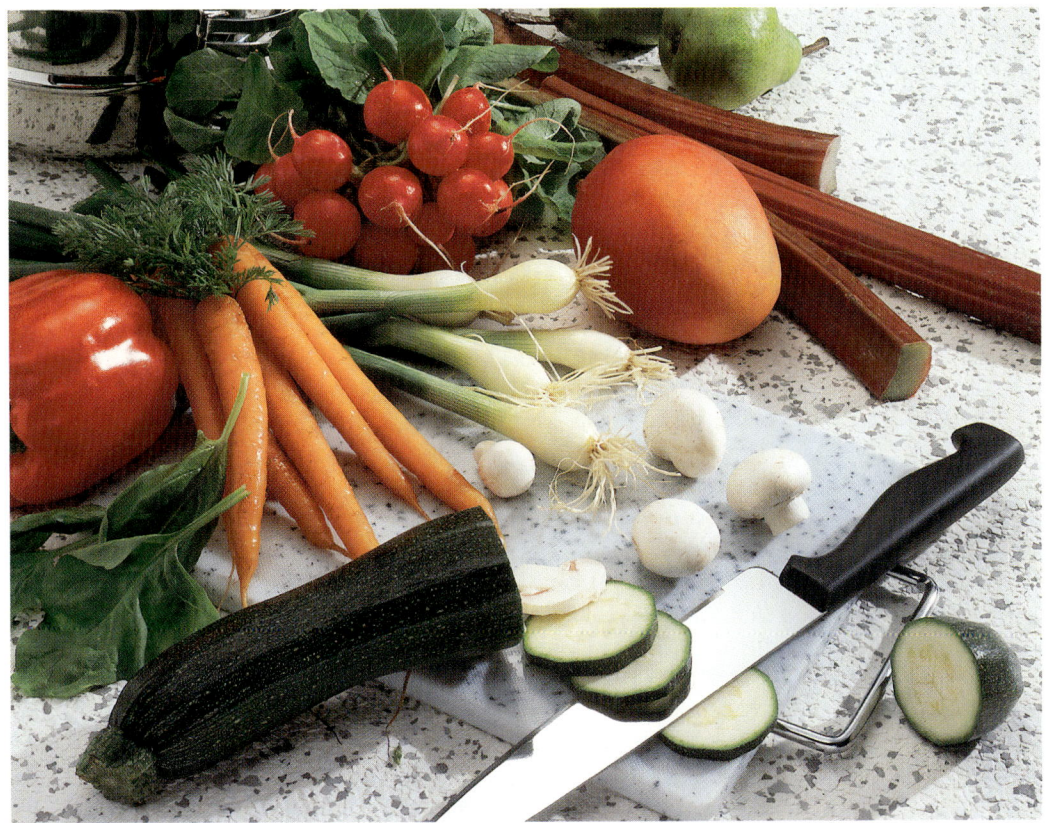

Diagnose „Diabetes"

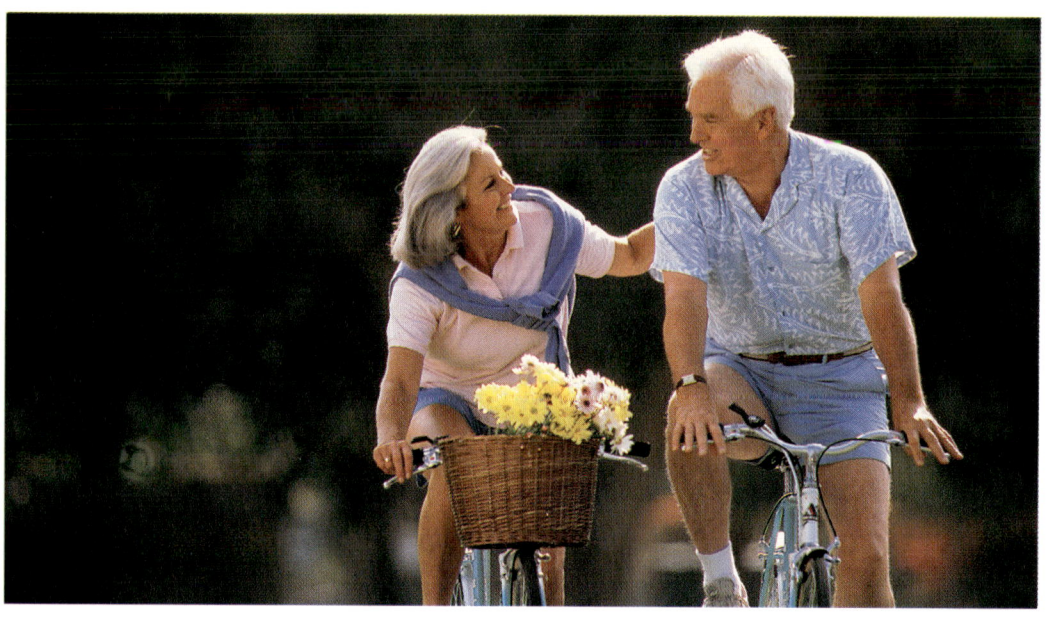

Behandlungsmöglichkeiten

Oft reichen diätetische Maßnahmen und regelmäßige Bewegung bereits aus, um den Diabetes erfolgreich zu behandeln

Oberstes Ziel bei der Handlung des Diabetes ist eine andauernde und gute Einstellung des Blutzuckers. Übergewichtigen Diabetikern rät der Arzt zunächst zur Gewichtsabnahme, denn oft können bereits durch die Gewichtsreduktion wieder normale Blutzuckerspiegel erreicht werden. Planen Sie auch körperliche Aktivitäten, z.B. Wandern, Radfahren, Schwimmen, in Ihren Alltag ein, denn das unterstützt diesen positiven Effekt. Über viele Jahre hinweg können also allein diätetische Maßnahmen und regelmäßige Bewegung ausreichen, um den Stoffwechsel in den Griff zu bekommen. Später kann eine Behandlung mit Tabletten und in manchen Fällen auch mit Insulin notwendig werden. Der Zeitpunkt für zusätzliche Therapiemaßnahmen wird aber auf jeden Fall durch diese einfachen Methoden hinausgezögert.

Lebenserwartung und Lebensqualität von Diabetikern hängen in erster Linie von einer guten Einstellung der Blutzuckerwerte ab. Sind diese Werte in Ordnung, dann ist die Lebenserwartung so hoch wie die der allgemeinen Bevölkerung. Deshalb sollten Sie regelmäßig Kontrolluntersuchungen beim Arzt durchführen lassen. Hier werden Körpergewicht, Langzeitblutzucker (Hb_{A1}), Blutdruck und Nierenfunktion (Mikroalbumintest) untersucht, aber auch Augen- und Fußkontrollen durchgeführt. Damit Sie einen Überblick über die durchgeführten Untersuchungen und deren Zeitabstände haben, wurde von der Deut-

Nutzen Sie regelmäßig die Kontrolluntersuchungen durch Ihren behandelnden Arzt

schen Diabetes-Gesellschaft ein Diabetikerpaß erstellt, in dem alle Daten festgehalten sind. Dadurch können Sie und Ihr Arzt den Verlauf Ihrer Krankheit beobachten und bei Verschlechterungen sofort entsprechende Maßnahmen ergreifen.

Die richtige Ernährung für Typ-2-Diabetiker

Diabetesdiät im Wandel

Das Wichtigste sei gleich vorweggenommen: Es gibt keine Diabetesdiät mehr, und diätetische Lebensmittel, die speziell für Diabetiker angeboten werden, sind überflüssig!
Die strengen Ernährungsvorschriften der vergangenen Jahre sind europaweit gelockert worden. Aber nach wie vor spielt Ernährung eine zentrale Rolle bei der Behandlung des Diabetes. Schließlich können die von Ihrem Arzt verordneten Tabletten oder das Spritzen von Insulin nur dann optimal wirken, wenn die Ernährung darauf abgestimmt ist. Ärzte und Ernährungsberater empfehlen für Diabetiker die gleiche Ernährungsweise, die auch für jeden Gesunden gilt: eine vollwertige Mischkost.

Eine rundum gesunde Ernährung für alle

Eine vollwertige Mischkost versorgt den Körper auf natürliche Weise mit allen Nährstoffen, die er benötigt. Da liegt es auf der Hand, daß solch eine Ernährungsweise nicht nur für Diabetiker, sondern für alle Familienmitglieder ein gesunder Weg ist. Extrakochen für Diabetiker, fade Mahlzeiten – zuweilen mit speziellen und oft teuren Diabetikerprodukten zubereitet – gehören also der Vergangenheit an. Lassen Sie sich die vollwertige Mischkost ebenso schmecken wie allen anderen Familienmitgliedern – Ihrer Gesundheit und dem Genuß zuliebe!
Die Grundlage der vollwertigen Mischkost bilden die 10 Regeln der Deutschen Gesellschaft für Ernährung (DGE). Sie gelten für Diabetiker ebenso wie für Gesunde. Verstehen Sie diese allgemeinen Ernährungsempfehlungen nicht als strenge Vorschriften, sondern als Anregungen, wie Sie Ihre tägliche Ernährung gestalten können.
Hinweise auf die Auswirkungen bestimmter Nähr- und Inhaltsstoffe auf den Diabetes im allgemeinen oder auf den Blutzuckerspiegel sollten Sie als Diabetiker besonders beachten.

Die 10 Regeln der DGE dienen als Leitfaden für die Ernährung – für Personen mit Diabetes ebenso wie für Gesunde

Die 10 Regeln der DGE

1. Regel: Vielseitig – aber nicht zu viel

Die Kalorienzufuhr sollte immer dem persönlichen Energiebedarf angepaßt sein

Die Hauptnährstoffe Eiweiß, Fett und Kohlenhydrate liefern Kalorien und sorgen dafür, daß alle Körperfunktionen aufrechterhalten bleiben. Ebenso wichtig sind Vitamine, Mineralstoffe, Spurenelemente und Wasser. Kein Nahrungsmittel allein liefert alle nötigen Nährstoffe. Sie sind in den Lebensmitteln in unterschiedlichen Mengen und Kombinationen enthalten. So ist eine ausreichende Versorgung nur dann sichergestellt, wenn Sie abwechslungsreich und vielseitig essen. Das heißt: Frisches Gemüse und Obst sowie Hülsenfrüchte, Getreideprodukte jeder Art, Milchprodukte, Fleisch und Fisch sowie Eier sollen einen festen Platz in Ihrem Speiseplan bekommen.

Wieviel Kalorien ein Mensch benötigt, hängt von Alter, Geschlecht und körperlicher Belastung ab. Deshalb muß die Energiezufuhr immer dem persönlichen Bedarf angepaßt sein. Wer mehr Kalorien ißt als er verbraucht, nimmt zu. Starkes Übergewicht belastet den Kreislauf und die Gelenke, wirkt sich negativ auf die Diabeteserkrankung aus und kann langfristig zu weiteren Folgeerkrankungen führen. Wählen Sie daher aus dem Nahrungsangebot vielseitig,
aber nicht zu viel aus.

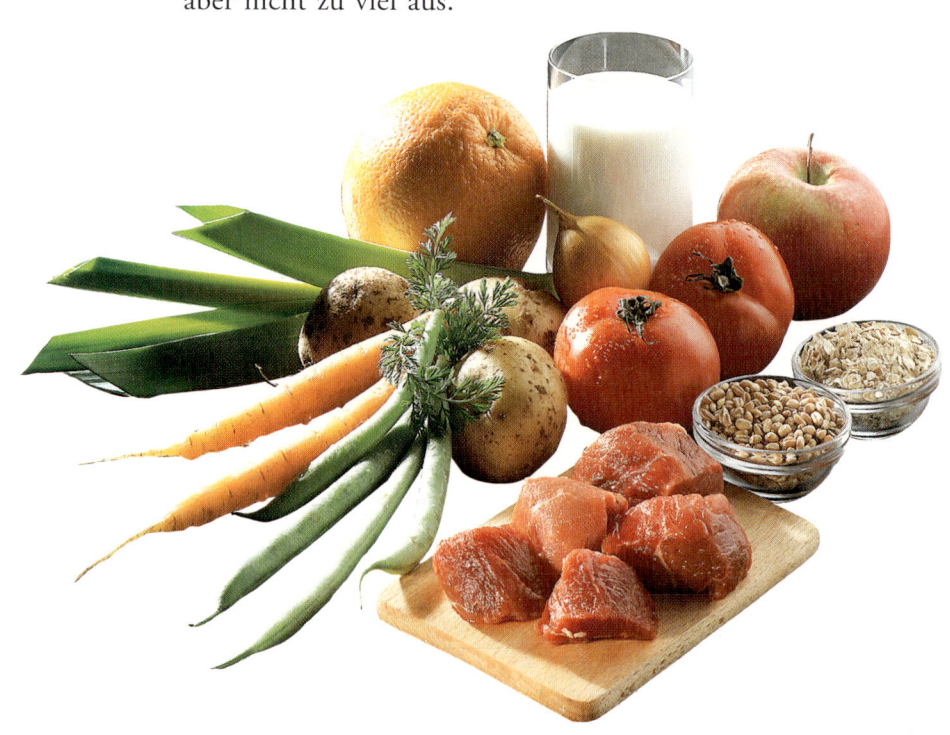

2. Regel: Wenig Fett und fettreiche Lebensmittel

Fett ist zwar ein lebensnotwendiger Nährstoff, aber meist wird wesentlich mehr gegessen als der Körper tatsächlich benötigt. Da Fett mehr als doppelt so viele Kalorien enthält wie Kohlenhydrate oder Eiweiß, nämlich 9 kcal pro Gramm, ist es die Hauptursache für Übergewicht, Fettstoffwechselstörungen und Gefäßerkrankungen. Auch den Diabetes beeinflußt es negativ. Von der Gesamtkalorienzufuhr sollte das Fett daher nur 30% ausmachen. Bei einem Energiebedarf von 1800 kcal bedeutet dies eine Gesamtmenge von 60 g Fett täglich.

Doch Fett ist nicht gleich Fett. Verschiedene Fettarten wirken sich unterschiedlich gut oder schlecht auf Ihre Gesundheit aus. Die sogenannte Drittel-Regelung soll Ihnen daher die richtige Fettauswahl erleichtern:

• Höchstens 1 Drittel der Gesamtfettzufuhr sollen gesättigte Fettsäuren liefern, die überwiegend in tierischen Nahrungsmitteln, z.B. in Fleisch und Wurst, Käse und Milchprodukten sowie in Eiern, enthalten sind. Da diese Fette auch Cholesterin enthalten, kann durch übermäßigen Verzehr das Risiko für gefährliche Gefäßerkrankungen ansteigen. Auch gehärtete Kokosfette, die oft zum Braten oder Fritieren verwendet werden, sind in dieser Hinsicht ähnlich zu bewerten, obwohl sie pflanzlicher Herkunft sind.

> ### Tips für die Wahl des richtigen Fettes
>
> • Zum Kochen und Braten verwenden Sie am besten hocherhitzbare Pflanzenöle.
> • Zum Dünsten ist Olivenöl bestens geeignet.
> • Marinaden für Salate und Rohkost bekommen einen besonders guten Geschmack durch kaltgepreßte Pflanzenöle.
> • Achten Sie auch auf „versteckte" Fette in Wurst, Milchprodukten, Gebäck und Süßigkeiten.
> • Kaufen Sie Produkte, die von Natur aus wenig Fett enthalten.

• Mindestens 1 Drittel der Fettzufuhr sollte aus Fetten mit einfach ungesättigten Fettsäuren stammen, da diese sich als guter Schutz vor Gefäßerkrankungen erwiesen haben. Sie sind beispielsweise enthalten in Oliven- und Rapsöl, in Avocados, Mandeln und Erdnüssen.

• Mehrfach ungesättigte Fettsäuren sollten höchstens 1 Drittel Ihres gesamten Fettverzehrs ausmachen. Sie sind in Maiskeim- und Sonnenblumenöl sowie vor allem in Distelöl enthalten. Größere Mengen sind entgegen alten Empfehlungen nicht günstig, da sie ebenfalls Gefäßschädigungen hervorrufen können. Als besonders vorteilhaft für Diabetiker haben sich Fischöle, wie sie vor allem in Makrele, Wildlachs und Hering enthalten sind, erwiesen. Sie bieten einen gewissen Schutz vor Herzinfarkt und Schlaganfall und wirken sich bei hohen Blutfettwerten (Hypertriglyzeridämie) positiv aus.

3. Regel: Würzig, aber nicht salzig

Wer denkt bei Brot, Wurst und Käse schon an Salz? Gerade in diesen Produkten und in vielen Fertigprodukten und -saucen sind sehr hohe Mengen an Salz enthalten. Wenn Sie dann noch bedenken, daß viele Speisen mit Salz nachgewürzt werden, summiert sich der Salzverbrauch schon enorm. Da gerade bei Diabetikern häufig Bluthochdruck festgestellt wird, sollten Sie dieser Entwicklung oder einer Verschlechterung durch sparsamen Salzverzehr vorbeugen.
Deshalb gilt: Je weniger Salz Sie verwenden, desto vorteilhafter für Sie. Würzen Sie mit frischen Kräutern und Gewürzen, denn diese Zutaten unterstreichen den Eigengeschmack der Speisen viel besser als Salz und sind zudem gesünder.

4. Regel: Wenig Süßes

Besonders für Sie als Diabetiker gilt es, Süßigkeiten selten zu essen. Zuviel Zucker läßt nämlich nicht nur den Blutzucker schnell und drastisch ansteigen. Übermäßiger Zuckerkonsum führt auch zu Übergewicht.

5. Regel: Viel Vollkornprodukte

Alle Produkte aus dem vollen Getreidekorn liefern neben wichtigen Mineralstoffen auch Ballaststoffe. Diese wertvollen Helfer gehören zur Gruppe der Kohlenhydrate. Sie wirken sich für Diabetiker besonders günstig aus, weil sie die Aufnahme der Nahrung verzögern, dadurch den Blutzucker eher senken und gleichzeitig ein langanhaltendes Sättigungsgefühl hervorrufen. Sie sorgen darüber hinaus für einen gesunden Darm sowie für eine geregelte Verdauung und wirken sich positiv auf die Blutfettwerte Cholesterin und Triglyceride aus.
Es sprechen also viele Argumente für Ballaststoffe. Geben Sie daher Brot und Backwaren aus Vollkornmehl, Vollkornteigwaren und Naturreis den Vorzug. Planen Sie auch einmal zum Frühstück ein Müsli ein, und backen Sie Ihre Kuchen mit Vollkornmehl. Vergessen Sie jedoch nicht, ausreichend zu trinken, da eine ballaststoffreiche Kost mit zu wenig Flüssigkeitszufuhr Verstopfung hervorrufen kann.
Um all die Vorteile einer ballaststoffreichen Ernährung zu nutzen, sollten Sie täglich etwa 30 g Ballaststoffe essen. Damit Sie einen Überblick über Ihre Ballaststoffaufnahme haben, sind für die Gerichte im Rezeptteil die Ballaststoffmengen pro Portion angegeben.

Sie sollten täglich etwa 30 g Ballaststoffe, z. B. aus Vollkornprodukten, aufnehmen

6. Regel: Reichlich Gemüse, Kartoffeln und Obst

Zusammen mit Vollkornprodukten bilden diese Nahrungsmittel die beste Basis für eine ausgewogene Kost. Sie enthalten neben Vitaminen und Mineralstoffen hauptsächlich Kohlenhydrate. Möglichst 55% der Gesamtkalorienzufuhr sollen aus Kohlenhydraten stammen. An diesem Nährstoff brauchen Sie also nicht zu sparen. Für Sie als Diabetiker ist es jedoch wichtig, daß Sie die unterschiedliche Blutzuckerwirksamkeit von Lebensmitteln und Getränken kennen und solche auswählen, die nur zu einem geringen oder gar keinem Blutzuckeranstieg führen. Ballaststoffreiche Lebensmittel sind dabei zu bevorzugen. Dazu zählen Gemüse, Salate und Hülsenfrüchte sowie Vollkornprodukte, Naturreis und Kartoffeln.

Essen Sie weniger Weißmehlprodukte, geschälten Reis und Naschereien. Obst enthält Ballaststoffe in geringen Mengen. Es sollte zwar regelmäßig, aber eher in kleinen Mengen gegessen werden. Trinken Sie Obstsäfte nur in Ausnahmefällen. Denn auch Säfte mit der Aufschrift „ohne Zuckerzusatz" enthalten reichlich Zucker aus den Früchten selbst und erhöhen den Blutzucker rasch.

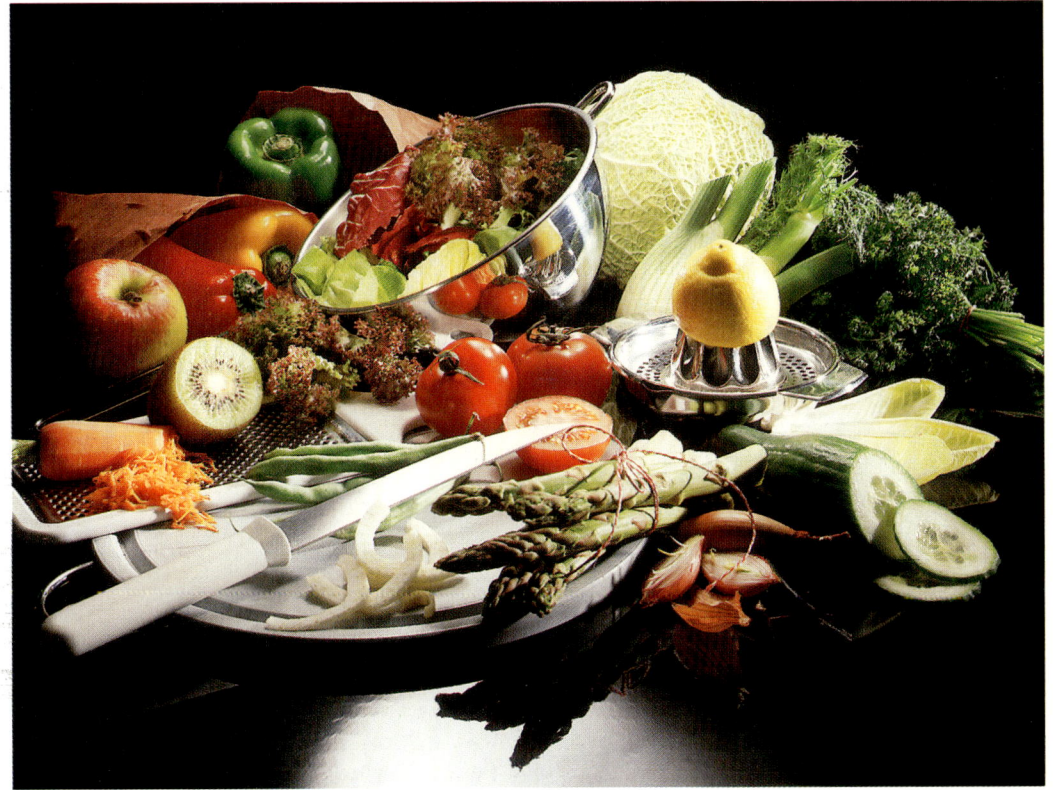

Die 10 Regeln der DGE

7. Regel: Wenig tierisches Eiweiß

Eiweiß (Protein) wird für das Wachstum, hauptsächlich aber für die Erneuerung verbrauchter Körpersubstanz und für das Immunsystem, benötigt. Dieser Nährstoff ist, im Gegensatz zu Fett, nicht zur Energieversorgung gedacht und wird vom Körper nur in Hungerphasen oder bei schweren Erkrankungen dafür herangezogen. Der Proteinbedarf ist zwar gering, doch sollten Sie darauf achten, daß es in ausreichender Menge aufgenommen wird. Von der Gesamtenergiezufuhr sollen 12 bis 15% aus Eiweiß stammen. Als Faustregel gilt: 0,8 g Eiweiß pro kg Körpergewicht wären optimal.

Ein zu hoher Verzehr von eiweißreichen Lebensmitteln, wie er in der heutigen Zeit häufig zu verzeichnen ist, kann sich vor allem bei Diabetikern ungünstig auswirken. Er führt zu einer zusätzlichen Belastung und Schädigung der Nieren. Essen Sie eiweißhaltige Nahrungsmittel also mäßig, aber regelmäßig, denn Ihr Körper ist auf eine optimale Zufuhr angewiesen.

Vorteilhaft ist es, wenn Sie sowohl tierisches (Fisch, Fleisch, Milchprodukte) als auch pflanzliches Eiweiß (Hülsenfrüchte, Kartoffeln, Vollkorngetreide) im Verhältnis 1 zu 2 aufnehmen.

8. Regel: Trinken mit Verstand

Likör, Wein und Bier enthalten viel Zucker und erhöhen den Blutzucker. Branntweine hingegen bewirken durch ihren hohen Alkoholgehalt eine starke Blutzuckersenkung, die zur Unterzuckerung führen kann

Mindestens 1,5 Liter sollten Sie täglich trinken, damit Stoffwechsel und Nieren gut funktionieren.

Um seinen Flüssigkeitsbedarf zu decken, braucht der Mensch Wasser, aber keinen Alkohol. Wenn Sie auf dieses Genußmittel nicht verzichten möchten, sollten Sie täglich nicht mehr als 1–2 Gläser Wein oder Bier trinken. Mehr Alkohol kann auf die Dauer die Leber und andere Körperorgane sowie die Knochen schädigen. Zu viel Alkohol führt auch zu Übergewicht, denn die Kalorien, die in 1 Gramm Alkohol stecken, schlagen mit 7 kcal deutlich zu Buche. Seien Sie bei Getränken wählerisch, denn gerade bei ihnen gibt es erhebliche Unterschiede in bezug auf die Blutzuckerwirksamkeit (Hinweise zur richtigen Wahl finden Sie auf Seite 20).

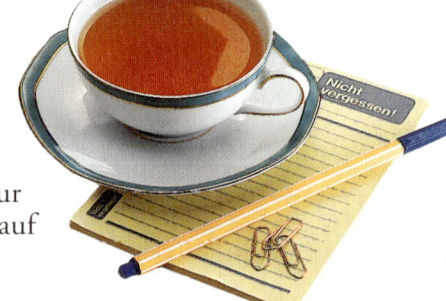

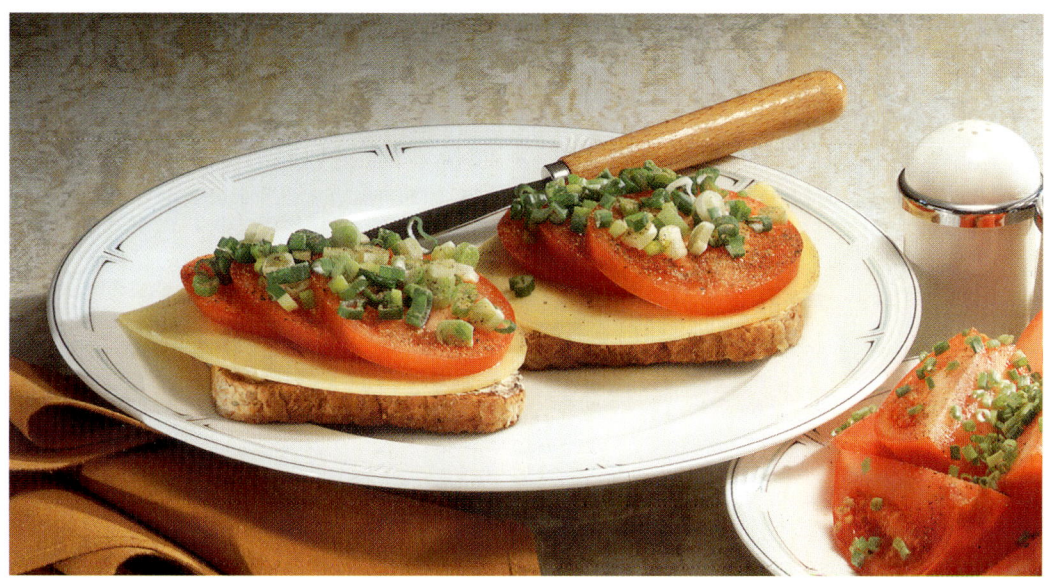

9. Regel: Öfters kleine Mahlzeiten

Üppige Essensportionen belasten nicht nur die Verdauungsorgane, sie wirken sich auch ungünstig auf den Blutzuckerspiegel aus. Ob zu Hause oder unterwegs – Zwischenmahlzeiten sind empfehlenswert bei mehrfacher Einnahme von Sulfonylharnstoffen. Selbstzubereitete Joghurtspeisen, belegtes Vollkorn- oder Knäckebrot mit fettarmer Wurst bzw. Käse oder einfach nur Rohkost sind ideal für zwischendurch. Sie können also 2 bis 3 kleine Zwischenmahlzeiten zwischen den Hauptmahlzeiten einplanen. Vor allem komplexe Kohlenhydrate stabilisieren die Blutzuckerspiegel und dämpfen auch den Heißhunger auf Süßes.

10. Regel: Schmackhaft und schonend zubereiten

Die richtige Speisenzubereitung ist das A und O einer vollwertigen Ernährung. Garen Sie kurz mit wenig Wasser und wenig Fett. Dadurch kommen Sie in den Genuß vieler Vitamine und Mineralstoffe. Vermeiden Sie langes Kochen, ständiges Rühren und langes Wässern oder Warmhalten, denn die empfindlichen Inhaltsstoffe werden dadurch zerstört.
Auch lange Lagerzeiten von Frischgemüse und das Aufwärmen von gegarten Speisen mindern den Vitamingehalt. Bereiten Sie deshalb Ihre Mahlzeiten möglichst immer frisch zu, und zerkleinern Sie Gemüse und Salat nicht mehr als nötig.

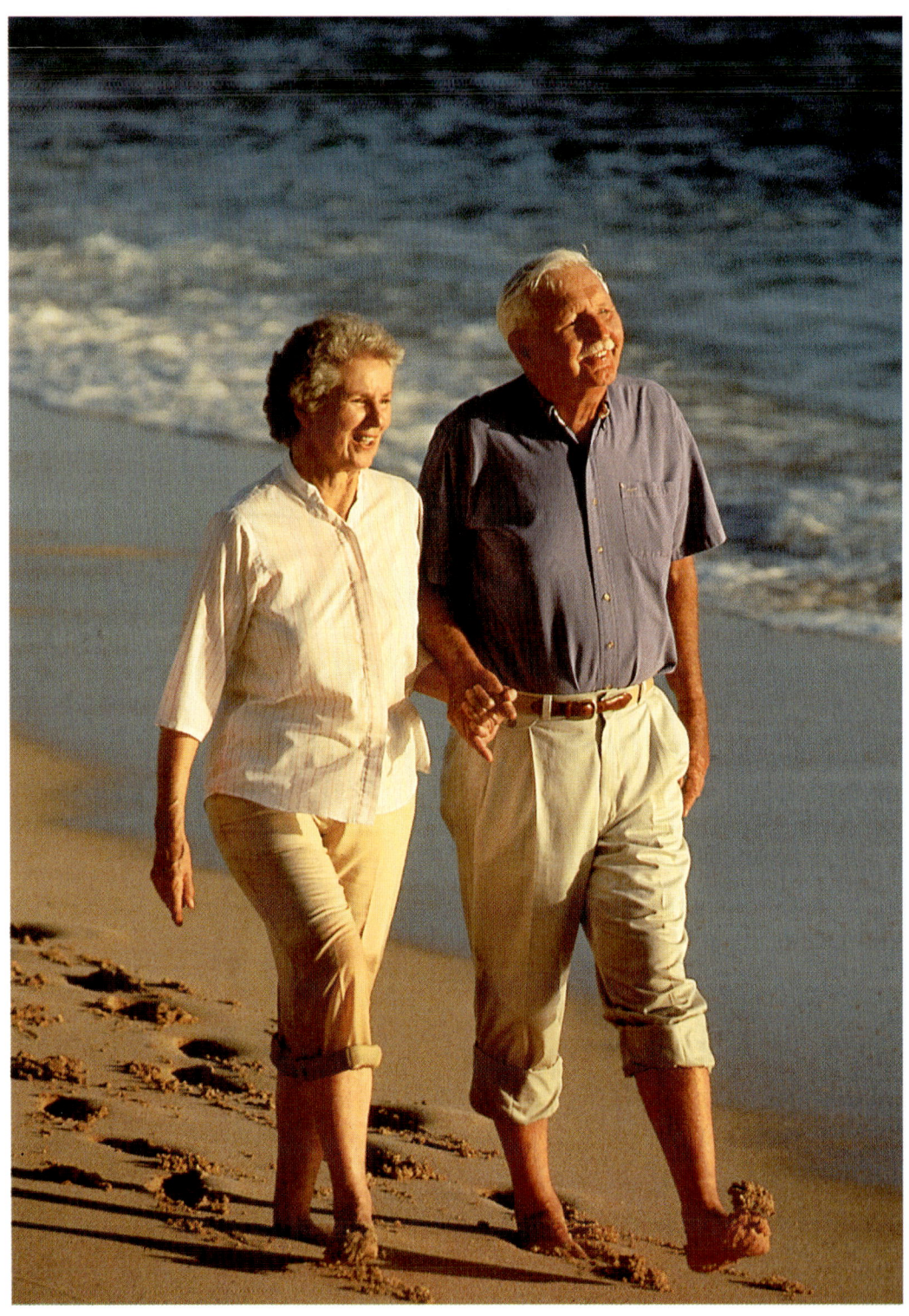

Ernährung für Typ-2-Diabetiker

Besondere Ernährungsempfehlungen für Diabetiker

Neben den 10 Regeln der DGE gibt es für Diabetiker zusätzlich einige besondere Empfehlungen zu beachten. Sie sind im folgenden als Fragen und Antworten für Sie zusammengestellt. Diese Empfehlungen sollen Ihnen den Umgang mit der Erkrankung erleichtern und Hilfestellung bei Fragen zur Ernährung geben, die Sie möglicherweise beschäftigen.

Müssen Kohlenhydrate noch berechnet werden?

Mit der Lockerung der Regeln für die Diabetesdiät ging auch eine Liberalisierung der Kohlenhydratberechnung einher. Bis zu dieser Lockerung wurden in den alten Bundesländern als Bezugsgröße die Broteinheit (BE, 1 BE = 12 g Kohlenhydrate) und in Ostdeutschland die Kohlenhydrateinheit (KE, 1 KE = 10 g Kohlenhydrate) hinzugezogen, um den täglichen Bedarf an Energie und Kohlenhydraten festzulegen. Die beiden Größen dienen heute nur noch als Orientierungshilfe. Sie sollen den Betroffenen lediglich helfen, die Auswirkung einzelner kohlenhydrathaltiger Lebensmittel und Getränke auf den Blutzuckerspiegel zu erkennen und abzuschätzen.

Nach der Liberalisierung der Diabetes-Diät dienen die BE und die KHE lediglich als Anhaltspunkte

Da der Anteil an blutzuckererhöhenden Kohlenhydraten in Lebensmitteln schwanken kann, werden die Mengen in den aktuellen Austauschtabellen nur noch als Schätzwerte angegeben. Die Kohlenhydratberechnung bezieht sich jetzt nicht mehr auf 10 <u>oder</u> 12 g Kohlenhydrate, sondern auf 10 <u>bis</u> 12 g Kohlenhydrate.

Außerdem sind die Einheiten umbenannt worden in KE oder KHE (Kohlenhydrateinheit). Im Rezeptteil werden sie für die Kohlenhydrateinheiten die Abkürzung KHE finden. Entsprechend diesen Lockerungen sind die zu den Rezepten und Tagesplänen angegebenen KHE-Werte als Orientierungswerte zu verstehen.

Was ist der glykämische Index?

Aufgrund ihrer unterschiedlichen Zusammensetzung können Nahrungsmittel mit gleichem Kohlenhydratanteil zu unterschiedlich schnellem und hohem Blutzuckeranstieg führen. Diese Blutzuckerwirksamkeit wird glykämischer Index genannt. Die Grundlage für diesen Index ist der Trauben- oder Haushaltszucker. Ihr glykämischer Index wird = 100 gesetzt. Damit verglichen wird die Blutzuckerwirksamkeit anderer

Der glykämische Index hat sich als Orientierungshilfe nicht durchgesetzt

Nahrungsmittel. Je niedriger der glykämische Index eines Nahrungsmittels ist, um so geringer der Blutzuckeranstieg. Hülsenfrüchte, Gemüse und Frischkornmüsli haben z.B. einen sehr niedrigen glykämischen Index, während er bei Weißbrot, Cornflakes oder geschältem Reis hoch ist.

Markante Unterschiede der Auswirkung auf den Blutzuckerspiegel machen sich jedoch nur dann bemerkbar, wenn man außer einem einzigen Nahrungsmittel kein anderes ißt. Dies kommt bekanntlich in der Praxis selten vor und entspricht auch keineswegs den Empfehlungen für eine ausgewogene Ernährung. Deshalb konnte sich der glykämische Index als Orientierungshilfe bei Diabetes nicht durchsetzen.

Womit soll ich süßen?

Aus der Vielzahl der Süßungsmittel nimmt man bezogen auf den Diabetes eine Einteilung in drei Gruppen vor (siehe Kasten Seite 18).

Untersuchungen haben gezeigt, daß eine mäßige Aufnahme von Haushaltszucker (10% der Gesamtenergie) akzeptabel ist. Dieser sollte aber nicht pur, sondern vorzugsweise in Mahlzeiten „verpackt" verzehrt werden. Demnach ist gegen Eis, Desserts, Kuchen und Gebäck von Zeit zu Zeit nichts einzuwenden. Weniger geeignet sind Getränke mit hohem Zuckergehalt, wie Limonaden. Sie sollten nur zur Behandlung von Unterzuckerungen getrunken werden.

Zuckeraustauschstoffe, vor allem Fruktose und Sorbit, werden für die Herstellung von speziellen Diabetikerprodukten, wie Gebäck, Süßigkeiten und Eis, verwendet. Da sich herausgestellt hat, daß diese Produkte den Diabetikern keine wesentlichen Vorteile gegenüber der Verwendung von Haushaltszucker bringen, sollte zum Verzehr von Fruktose und anderen Zuckeraustauschstoffen sowie von Diabetikerprodukten nicht ermutigt werden. Viele Lebensmittel, die derzeit als „geeignet für Diabetiker" ausgelobt werden, enthalten oft sogar mehr Kalorien und Fett als herkömmliche Produkte und sind meistens um ein Vielfaches teurer.

Fruktose hat eine um etwa 20% höhere Süßkraft als Haushaltszucker. Da Fruktose fast ausschließlich in der Leber ver-

---

Süßungsmittel auf einen Blick

- Süßungsmittel, die den Blutzucker schnell erhöhen, z.B. Haushaltszucker, Traubenzucker und Honig bzw. Sirup
- Süßungsmittel, die den Blutzucker verzögert bzw. nur mäßig erhöhen, sog. Zuckeraustauschstoffe, wie Fruchtzucker (Fruktose), Sorbit(ol), Xylit, Mannit und Isomalt
- Süßungsmittel, die den Blutzucker nicht erhöhen, sog. Süßstoffe, wie Saccharin, Aspartam, Cyclamat und Acesulfam K (vielfach als Mischungen verwendet)

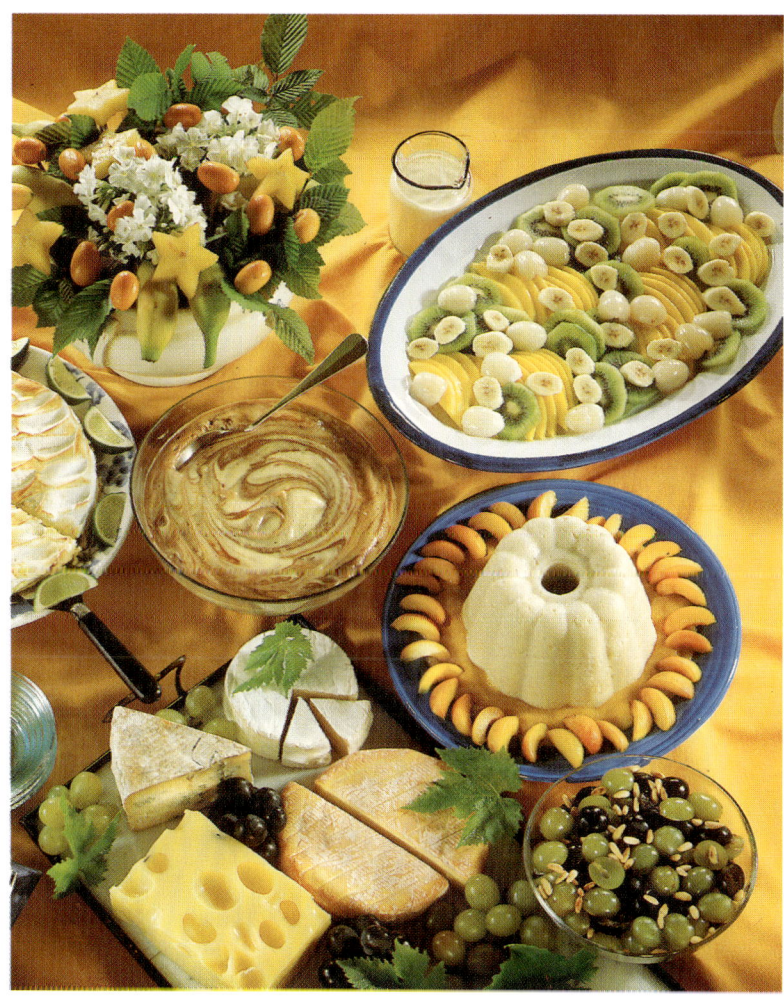

Haushaltszucker sollte nicht pur, sondern in Mahlzeiten „verpackt" gegessen werden. Bedienen Sie sich am „normalen" Dessertbüffet, aber meiden Sie fettreiche Speisen

stoffwechselt wird, kann ein höherer Verzehr zum Anstieg der Neutralfette im Blut (Hypertriglyzeridämie) und zu einer Fettleber führen. Schon geringe Mengen von Zuckeraustauschstoffen können bei vielen Personen Blähungen und Magen-Darm-Beschwerden hervorrufen. Bei übermäßigem Verzehr wirken sie auch abführend.

Süßstoffe sind nicht gesundheitsschädlich und quasi kalorienfrei. Nahrungsmittel, die diese Stoffe enthalten, sind entsprechend gekennzeichnet. Sie sollten sparsam verwendet werden, da ihre Süßkraft wesentlich höher ist als die von Zucker. Ein Zuviel kann eine Quarkspeise oder ein Getränk schnell bitter schmecken lassen. Einige Süßstoffe sind hitzeempfindlich und nur begrenzt haltbar (z.B. Aspartam). Deshalb sollten Sie stets auf entsprechende Packungshinweise achten.

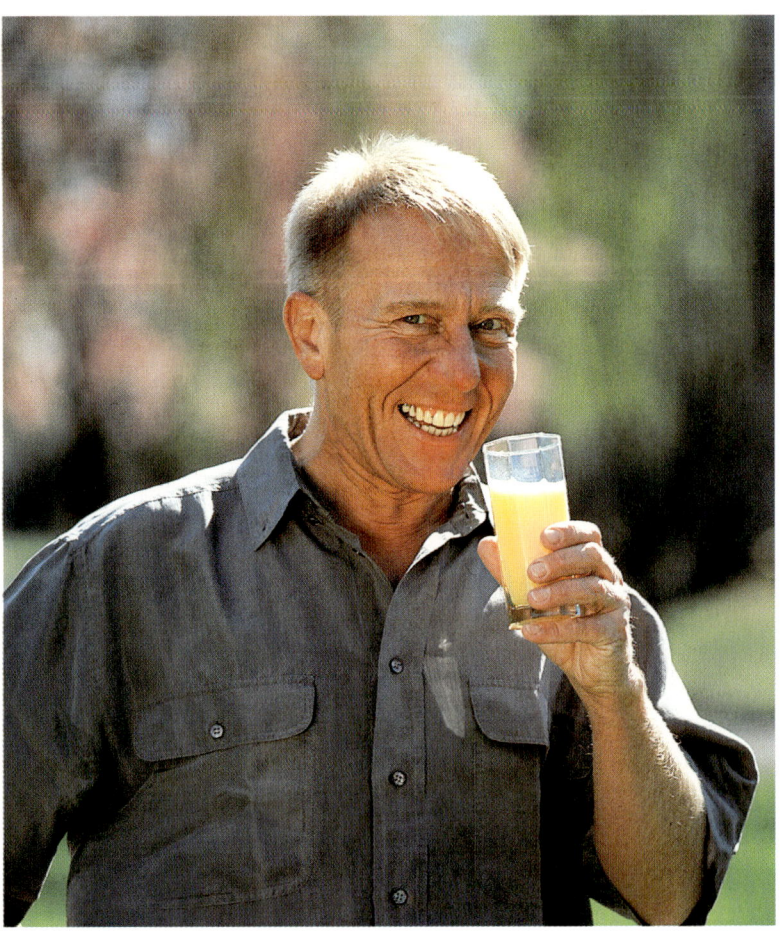

*Grundsätzlich gilt
bei alkoholischen
Getränken die
„Zwei-Gläser-
Regel". Das heißt:
Bis zu zwei Gläser
Wein oder Bier
können täglich
zum oder nach
dem Essen getrun-
ken werden*

Wie beeinflussen Getränke den Blutzuckerspiegel?

Je nach Kohlenhydrat- bzw. Zuckergehalt können alkoholfreie
Getränke den Blutzucker mehr oder minder stark erhöhen.
Mineralwässer, Kaffee (auch Malzkaffee) und Tees sowie mit
Süßstoff gesüßte Diätlimonaden und Colagetränke haben keine
Auswirkungen auf den Blutzucker.
Gemüsesäfte oder mit Wasser und Süßstoff zubereitete Fruchtsaftgetränke, alkoholfreies Bier, aber auch Milch (alle Fettge-
haltsstufen) bzw. Buttermilch erhöhen den Blutzucker. Beachten Sie, daß Sie Milchprodukte nicht zum Durstlöschen
trinken, sondern betrachten Sie sie als flüssige Nahrungsmittel.
In besonders kurzer Zeit erhöhen reine Fruchtsäfte, mit Zucker
gesüßte Säfte und Fruchtsaftgetränke, Limonaden, Colagetränke sowie Malzbier den Blutzucker. Diese Getränke sind nur
zur Behandlung von Unterzuckerungen zu empfehlen.

Alkoholische Getränke können je nach Zucker- und Alkoholgehalt blutzuckererhöhend oder -senkend wirken.

Da Alkohol die Zuckerneubildung in der Leber hemmt und der Körper dadurch keine Zuckerreserven mehr bilden kann, setzt die blutzuckersenkende Wirkung des Alkohols bei leerem Magen schnell ein. Alkohol hemmt außerdem die Magenentleerung, so daß blutzuckererhöhende Kohlenhydrate langsamer ins Blut gelangen. Deshalb ist es sinnvoll, vor dem Gläschen Wein oder Bier solche Kohlenhydrate zu verzehren, die vom Körper langsam aufgenommen werden, wie Vollkornbrot oder eine Mahlzeit mit Kartoffeln, Reis oder Hülsenfrüchten.

> ### Alkoholische Getränke mit blutzuckererhöhender Wirkung
>
> - Biere, wie Pils, Export, Kölsch, Weizen- oder Light-Bier
> - Weine mit mehr als 9 g Restzucker pro Liter, dazu gehören Weine mit grünem Weinsiegel und mit rotem Weinsiegel (z.B. Portwein, Sherry)
> - alle Sektsorten außer „brut" oder „extra-brut"
> - aufgesetzte Brände, wie Apfelkorn
> - Liköre (200–300 g Zucker/l)

Auch nach sportlichen oder anderen körperlichen Aktivitäten, wie Gartenarbeiten, kann Alkohol zu einer Unterzuckerung führen. Danach sind die Zuckerspeicher meist leer, weil sie für die Tätigkeit in Anspruch genommen wurden. Stürzen Sie sich nach getaner Arbeit also nicht sofort auf alkoholische Getränke, denn auch hier gilt: erst essen, dann genießen = trinken.

Wenn Sie kohlenhydrathaltige, alkoholische Getränke getrunken haben, ist die Wirkung auf den Blutzucker schwer vorherzusagen. Es kommt nicht selten vor, daß es zunächst zu einem Blutzuckeranstieg durch den Zucker kommt und später dann durch den Alkohol eine Unterzuckerung auftreten kann.

Wenn Sie bereits Insulin spritzen, sollten Sie bei höherem Alkoholgenuß (mehr als 2 Gläser Bier oder Wein) dafür kein Insulin spritzen. Warten Sie bis zum nächsten Morgen, um Ihren Blutzuckerwert dann zu korrigieren.

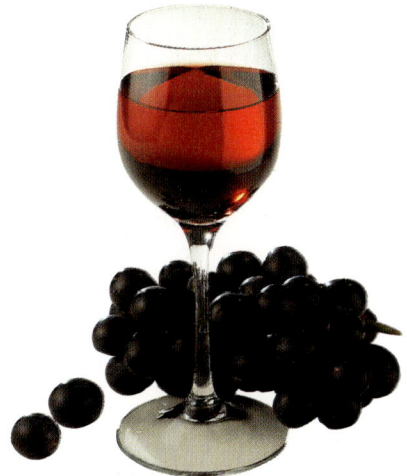

Was tun bei Unterzuckerung (Hypoglykämie)?

Die Unterzuckerung, eine mögliche Akutsituation des Diabetes mellitus, kann für Sie und die Mitmenschen in Ihrer Umgebung, z.B. am Arbeitsplatz oder im Straßenverkehr, zum Risiko werden. Schwere Unterzuckerungen können zu Ohnmacht führen und möglicherweise dauerhafte Gehirnschäden verursachen. Deshalb ist es besonders wichtig für Sie, die Anzeichen derartiger Situationen zu erkennen und durch sofort wirkende Maßnahmen zu vermeiden.

Durch Zuckermangel im Gehirn können Beeinträchtigungen des Wahrnehmungsvermögens ebenso wie Bewegungs- und Gefühlsstörungen, eventuell auch Verwirrtheit auftreten. Mit Hilfe körpereigener Hormone versucht der Körper, Zuckerreserven freizusetzen, um diesen Mangel auszugleichen. Dabei können Herzklopfen, Zittern, Schweißausbrüche und Kribbeln auftreten. Die Symptome können von Mal zu Mal unterschiedlich sein, aber mit der Zeit lernen Sie Ihre individuellen Warnsignale kennen.

Unterzuckerungen können vielfältige Ursachen haben. Vielleicht haben Sie Ihre Tabletten oder Insulin genommen, nicht aber die entsprechende Menge an Kohlenhydraten gegessen.

Außergewöhnliche körperliche Anstrengungen, z.B. Gartenarbeit, können zu Unterzuckerung führen

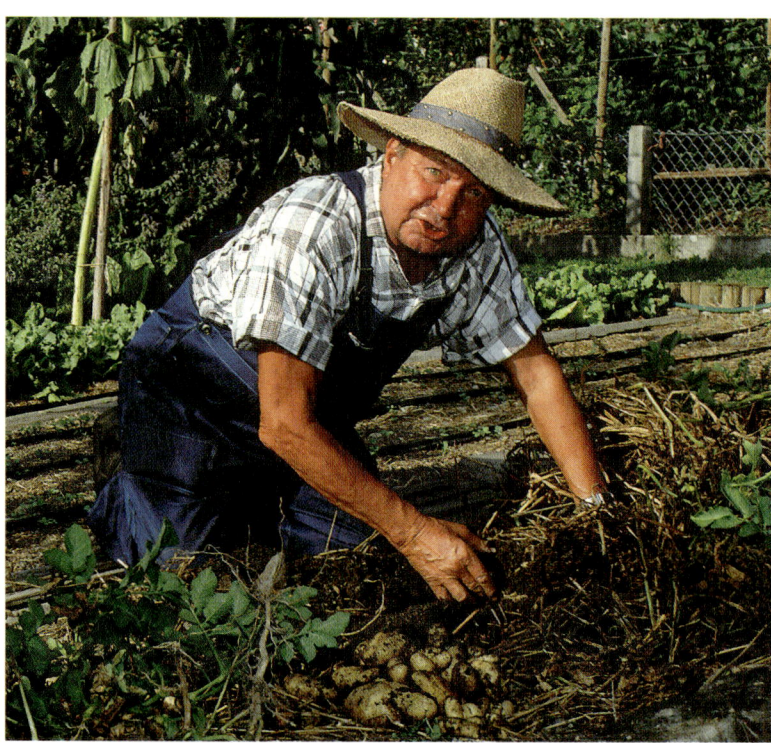

Haben Sie sich durch Gartenarbeiten oder andere körperliche Aktivitäten, z.B. Sport, angestrengt, so kann dies ebenfalls zur Unterzuckerung führen. Bevor Sie solche Tätigkeiten unternehmen, sollten Sie deshalb Ihre Insulin- oder Tablettenmenge vorher und auch nachher reduzieren. Wenn Sie kein Übergewicht haben, so können Sie auch vorab schon eine größere Menge an Kohlenhydraten essen, z.B. eine Scheibe Vollkornbrot, eine Portion Nudel- oder Reissalat, Müsli oder eine Quarkspeise mit Obst. Auch bei vermehrtem Alkoholkonsum ist es besser, wenn Sie mehr Kohlenhydrate essen. Da Unterzuckerungen auch nachts vorkommen können, sollten Sie, falls Ihr Blutzucker vor dem Schlafengehen unter 120 mg/dl liegt, noch ein Stück Brot, Obst oder einen Joghurt essen.

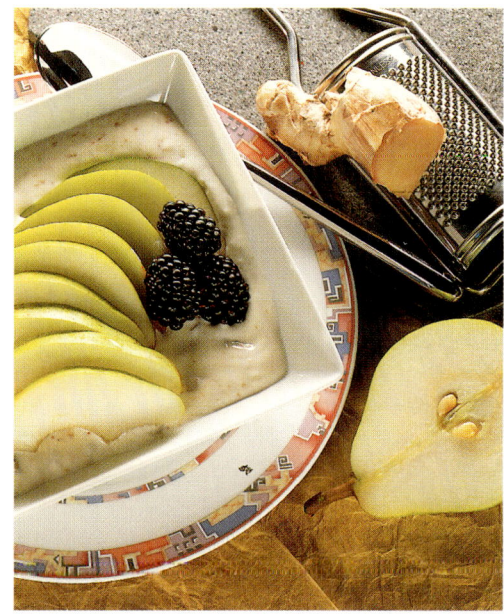

Sicherheitshalber sollten Sie immer eine ausreichende Menge an Traubenzucker griffbereit haben. Das gilt sowohl für unterwegs als auch für zu Hause und sogar nachts. 1 Glas (ca. 200 ml) Obstsaft oder Limonade (1 Glas, ca. 200 ml) erfüllen den gleichen Zweck. Damit eine erneute Unterzuckerung vermieden wird, sollten Sie anschließend Vollkornbrot oder Knäckebrot, etwa 1 KHE entsprechend, essen.

Überzuckerung (Hyperglykämie) – und dann?

Hauptursache einer Überzuckerung sind Diätfehler, aber auch eine Änderung des Lebensrhythmus (Urlaub, Pensionierung). Das heißt, daß auch weniger körperliche Aktivität der Auslöser sein kann. Im Laufe der Zeit kann auch die Insulinproduktion der Bauchspeicheldrüse nachlassen, so daß Sie mehr Tabletten oder Insulin benötigen. Krankheiten, wie fieberhafte Infekte, können ebenfalls zu drastischem Blutzuckeranstieg führen. Auch Streß und psychische Belastungen können eine Überzuckerung begünstigen.
Ein starkes Durstgefühl, Mundtrockenheit, ein glühendheißer Kopf, Müdigkeit sowie häufiges Wasserlassen sind die Warnsignale einer Hyperglykämie. Prüfen Sie zunächst, ob der Fehler nicht auf Unkorrektheiten beim Essen zurückzuführen ist. Falls Sie bereits Insulin spritzen, kann Insulin den Blutzucker senken. Ansonsten sollten Sie Ihren Arzt aufsuchen, damit er die nötigen Therapiemaßnahmen einleiten kann.

Wenn zum Diabetes noch eine Begleiterkrankung kommt

Diabetes und Übergewicht

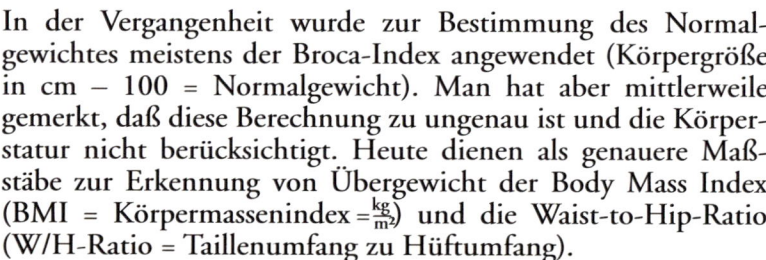

Eine fettarme Mischkost mit weniger als 30% Fett täglich und eine Begrenzung der Alkoholaufnahme können die Gewichtsabnahme maßgeblich erleichtern

In der Vergangenheit wurde zur Bestimmung des Normalgewichtes meistens der Broca-Index angewendet (Körpergröße in cm – 100 = Normalgewicht). Man hat aber mittlerweile gemerkt, daß diese Berechnung zu ungenau ist und die Körperstatur nicht berücksichtigt. Heute dienen als genauere Maßstäbe zur Erkennung von Übergewicht der Body Mass Index (BMI = Körpermassenindex = $\frac{kg}{m^2}$) und die Waist-to-Hip-Ratio (W/H-Ratio = Taillenumfang zu Hüftumfang).

Der Taillen-Hüft-Umfang (WHR) ist ganz besonders für Diabetiker von Bedeutung, da nicht nur das Ausmaß des Übergewichts, sondern auch die Lokalisation des überschüssigen Fettgewebes das Risiko für Herz-Kreislauferkrankungen beeinflußt. Als Frau sollten Sie einen WHR bis zu 0,85 haben und als Mann einen WHR unter 1,0. Der BMI sollte zwischen 20 und 25 kg/m² liegen.

Ein geringer Gewichtsverlust kann bereits dieses Risiko mindern. Seien Sie deshalb bestrebt, Ihre Kalorienaufnahme einzuschränken und den Kalorienverbrauch beispielsweise durch mehr körperliche Aktivität zu steigern.

Vor Blitzdiäten sollten Sie sich jedoch hüten, denn je schneller Sie abnehmen, um so rascher nehmen Sie wieder zu. Eine kontinuierliche geringe Gewichtsabnahme ist auf jeden Fall schonender für Ihren gesamten Organismus, und der Erfolg ist mit Sicherheit langanhaltender. $^{1}/_{2}$ kg Gewichtsabnahme pro Woche ist optimal.

Diabetes und Fettstoffwechselstörungen

Ihr Cholesterinspiegel sollte möglichst nicht über 200 mg/dl liegen. Die wünschenswerte Konzentration wird Ihnen Ihr Arzt mitteilen. Je höher dieser Wert ist, um so wichtiger ist es, die Zufuhr von Fett mit gesättigten Fettsäuren einzuschränken. Da sie gemeinsam mit Cholesterin in tierischen Produkten enthalten sind, sollten Sie den Verzehr von fettreichem Fleisch, Fleischwaren und fettreichen Milchprodukten, wie Doppelrahmfrischkäse und Sahne, sowie von gehärteten Fetten (z.B. Fritierfette) stark einschränken.

Mehr Bewegung, eine Gewichtsreduktion und eventuell das Einstellen des Rauchens können Ihre Bemühungen maßgeblich unterstützen und der Gefäßverkalkung vorbeugen.

Auch Ihr Wert für die Neutralfette im Blut (Triglyzeride) sollte nicht über 200 mg/dl liegen. Obwohl es sich um erhöhte Blutfette handelt, liegt die Ursache im allgemeinen in einem erhöhten Konsum von Kalorien, Zucker und Alkohol. Vor allem Fruktose und Sorbit(ol) sowie Kohlenhydrate, die der Körper sehr schnell aufnimmt, führen zu einem Anstieg der Neutralfette (Hypertriglyzeridämie) und einer Leberverfettung.

Meiden Sie Fruchtsäfte und Süßigkeiten, trinken Sie wenig Alkohol. Empfehlenswert ist hingegen der Verzehr von viel frischem Gemüse und Rohkost, von Salaten, Obst und Vollkornprodukten.

Diabetikerprodukte sind bekanntlich mit Fruktose oder Sorbit(ol) gesüßt. Weil diese die Neutralfette ansteigen lassen, sollten Sie auf deren Verzehr verzichten

Diabetes und Bluthochdruck

Diabetiker leiden weitaus häufiger an Bluthochdruck als die restliche Bevölkerung. Selbst dann, wenn Sie schon ein Medikament benötigen, wirken sich einfache Ernährungsumstellungen positiv aus. Oberstes Gebot ist die Gewichtsreduktion. Ansonsten sollten Sie mit Salz sehr sparsam umgehen. 5 Gramm Salz pro Tag genügen, da in vielen verarbeiteten Lebensmitteln schon reichlich Salz enthalten ist.

Beachten Sie, daß Konserven und Fertiggerichte sehr salzhaltig sind. Auch Gepökeltes und Geräuchertes sollte aus diesem Grund nicht so häufig auf Ihrem Speiseplan stehen. Vorsicht ist auch bei Mineralwässern geboten. Achten Sie auf die Analysedaten auf den Etiketten der Flaschen. Bei einem Kochsalzgehalt (NaCl) bis zu 100 mg/l liegen Sie richtig.

Diabetes und Nierenschädigungen

Mit einem einfachen Test kann der Arzt ein sehr frühes Zeichen einer diabetischen Nierenerkrankung, die Mikroalbuminurie, feststellen. Wenn Sie weniger eiweißhaltige Nahrungsmittel als bisher essen oder sich an die Zufuhrempfehlung von 0,8 g Eiweiß pro kg Körpergewicht halten, kann ein Fortschreiten dieser Krankheit verhindert bzw. verzögert werden. Gehen Sie in diesem Fall mit eiweißreichen Nahrungsmitteln sparsam um.

Stellen Sie sich allmählich auf nur 2 bis 3 Tage in der Woche ein, an denen Sie Fleisch oder Fisch verzehren (100 bis 150 g pro Portion). An den restlichen Tagen sind Gemüse- und Kartoffelgerichte ebenso wie Reis- und Nudelgerichte zu empfehlen. Essen Sie statt Wurst und Käse vermehrt Salate und Rohkost. Vegetarische Brotaufstriche auf Gemüsebasis, ob gekauft oder selbstzubereitet, sind ebenfalls als Brotbelag zu empfehlen.

Eiweißreich sind Fleisch, Wurst, Fisch, Milch und Milchprodukte, Eier sowie Hülsenfrüchte

Diät und Genuß – kein Widerspruch

Damit Sie die Ernährungsempfehlungen in die Tat umsetzen und mit Genuß essen können, sind in diesem Kapitel wichtige Punkte zum Einkauf, zur Warenkunde und zur Zubereitung der Gerichte zusammengetragen. Im Anschluß daran finden Sie Ratschläge und Hinweise, wie Sie auch außer Haus diabetesgerecht essen können, ohne auf den Genuß verzichten zu müssen.

Augen auf beim Einkauf

● Gehen Sie nie mit hungrigem Magen einkaufen. Das Verlangen nach Süßem ist dann besonders groß. Außerdem ist man geneigt, viel mehr zu kaufen als man benötigt. Schreiben Sie vor Ihren Besorgungen eine Einkaufsliste, um zu verhindern, daß Sie Unnötiges kaufen.

● Gemüse und Obst sollten immer auf der Liste stehen. Kaufen Sie frische und unverarbeitete Nahrungsmittel ein, und bereiten Sie diese selbst zu. Fertigprodukte sind oft überteuert und enthalten viele Zusätze wie Salz, Zucker, Konservierungs- oder Farbstoffe.

● Aufschluß über die Inhaltsstoffe eines Lebensmittels gibt die Zutatenliste auf der Verpackung. Grundsätzlich gilt, daß bei der Angabe der Zutaten eine mengenmäßige Reihenfolge eingehalten wird. Das heißt, die Zutat, die in der größten Menge im Produkt enthalten ist, steht an erster Stelle, die anderen reihen sich anteilsmäßig an.

● Achten Sie besonders auf den Fettgehalt und auf Hinweise zum Zuckergehalt und zur Zuckerart. Viele Produkte, von denen man es gar nicht erwartet und die auch nicht süß schmecken, sind oft aus technologischen Gründen mit Haushaltszucker gesüßt.

● Käse sollte nicht mehr als 45% Fett in der Trockenmasse (i.Tr.) enthalten. Hier gilt: Je älter der Käse (Hartkäse) ist, desto eher entspricht sein tatsächlicher Fettgehalt dem Fettgehalt i.Tr.

● Fragen Sie beim Metzger nach dem Fettgehalt der Wurst, denn das Auge kann sich täuschen. Magere Wurstsorten sind all jene in Aspik, Corned beef, Geflügelwurst und kalter Braten sowie Schinken. Sollte der Schinken

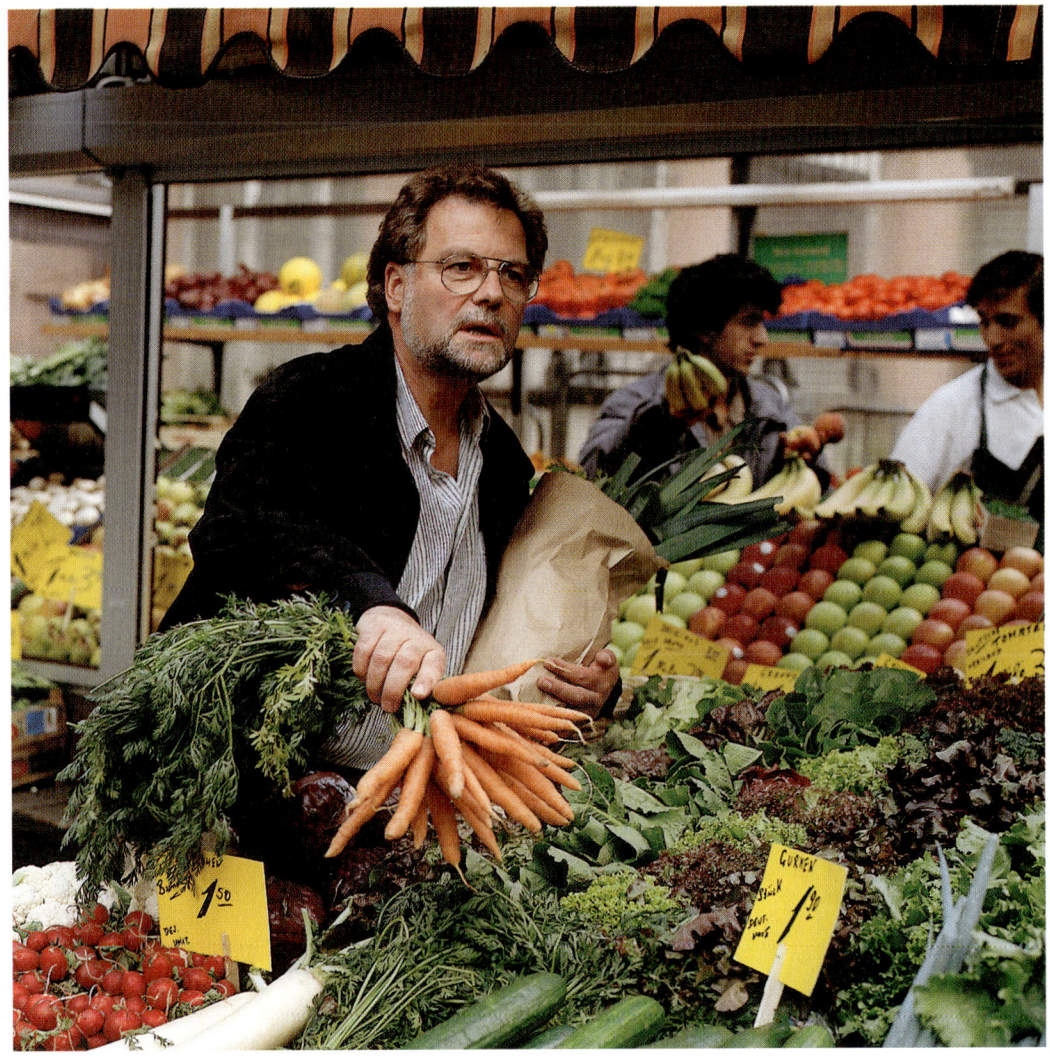

einen Fettrand haben, schneiden Sie diesen ab. Bevorzugen Sie milde Wurstsorten, denn besonders Geräuchertes und Gepökeltes enthält viel Salz.

● Vorsicht bei Lightprodukten! „Light" ist nicht gleichzusetzen mit kalorienarm. Schauen Sie deshalb immer genau auf die Zutatenliste. Diese Produkte sind keine Hilfe, um Ihr Eßverhalten zu korrigieren. Im Vergleich zu normalen Produkten sind sie sehr teuer, da sie mit besonderen Zutaten, z.B. Bindemitteln, und hohem Aufwand hergestellt werden müssen. Essen Sie lieber das natürliche Produkt, z.B. einen Joghurt mit 1,5% Fett oder eventuell einen Vollmilchjoghurt, dafür aber etwas weniger.

Gesunde vitaminreiche Ernährung fällt leicht, wenn Sie Obst und Gemüse stets frisch einkaufen und lange Lager- oder Garzeiten vermeiden

Augen auf beim Einkauf

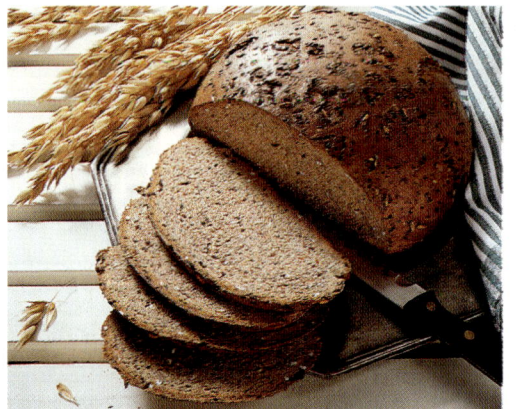

● Lassen Sie sich beim Brot nicht durch die Farbe irritieren. Durch Zuckercouleur oder Malzzucker kann in Bäckereien das Brot dunkler gefärbt werden. Dadurch wird bei Broten aus Auszugsmehl oft ein höherer Ballaststoffgehalt vorgetäuscht. Fragen Sie beim Bäcker nach Vollkornbrot, oder achten Sie bei abgepackten Backwaren auf das Etikett.

● Um Ihre Zähne brauchen Sie sich keine Sorgen zu machen: Vollkornbrot muß nicht immer Körnerbrot sein. Wählen Sie ein Vollschrotbrot, Toast- oder Knäckebrot, das aus feingemahlenem Getreide gebacken wird. Auch Personen, die nicht gut beißen können oder einfach nicht gerne Körner kauen, können sich so ballaststoffreich ernähren und ihrer Verdauung und ihrem Diabetes etwas Gutes tun.

● An dieser Stelle sei nochmals betont, daß Sie keine diätetischen Produkte kaufen müssen und auch Diabetikerprodukte überflüssig sind.

Kochen und Backen mit Köpfchen

Wenn Sie abnehmen oder bei der Essenszubereitung ganz einfach nur Fett einsparen möchten, können Sie unter vielen Möglichkeiten die passende Garmethode auswählen.

● Für das Garen und Braten im eigenen Saft eignen sich hitzebeständige Bratfolie und speziell beschichtetes Pergamentpapier ebenso wie der Römertopf. Gemüse und Fleisch lassen sich auch in beschichteten Töpfen und Pfannen braten, dünsten oder schmoren. Edelstahlgeschirr und Schnellkochtöpfe sind beim fettarmen und nährstoffschonenden Kochen ebenfalls eine große Hilfe.

Durch die Wahl geeigneter Garmethoden können Sie bei der Essenszubereitung viel Fett einsparen

● Durch das Grillen von Fleisch und Fisch kann ein Großteil des überschüssigen Fetts abtropfen. Frische Kartoffeln können Sie mit wenig Öl auf dem Backblech zu knusprigen Bratkartoffeln oder Pommes frites backen.

● Zur Zubereitung von Saucen gibt es pflanzliche Bindemittel, die bei der KHE-Anrechnung nicht berücksichtigt werden müssen. Sie werden aus Johannisbrotkernmehl gewonnen, einem Quellstoff, der sich zum Andicken von süßen und pikanten Saucen hervorragend eignet. Diese Produkte können Sie im Supermarkt, im Reformhaus oder in der Apotheke unter verschiedenen Handelsnamen kaufen. Der Packung liegt ein Meßlöffel bei, der beim Dosieren der kleinen Mengen hilft.

Diät und Genuß – kein Widerspruch

• Fettarmen Saucen können Sie eine individuelle Geschmacksnote geben, wenn Sie sie mit Tomatenmark, Senf, Meerrettich, Curry oder frischen Kräutern abschmecken. Eine besonders vitaminreiche Variante sind passierte Gemüsesaucen. Abgeschmeckt mit wenig Jodsalz, fettreduzierter Bouillon, etwas saurer Sahne und/oder frischen Kräutern sind sie eine wahre Delikatesse.

• Vollkornmehl kann man für nahezu jede Art von Gebäck verwenden. Der Teig wird zwar nicht so locker wie mit Auszugsmehl, dafür aber um so schmackhafter und für Ihren Blutzuckerspiegel vorteilhafter. Grundsätzlich sollten Sie solche Rezepte bevorzugen, bei denen möglichst wenig Zucker verwendet wird, z.B. Hefegebäck, Käsekuchen und Joghurtschnitten, belegt mit etwas frischem Obst.

• Sollten Sie sich trotz der neuen Empfehlungen für Fruchtzucker entscheiden, so beachten Sie bitte, daß er eine höhere Süßkraft als Haushaltszucker hat. Deswegen reichen geringere Mengen schon aus, um die gleiche Süße wie bei herkömmlichem Gebäck zu erzielen. Außerdem sollten Sie die Hitze reduzieren und die Backzeit verlängern, da das Gebäck ansonsten zu stark bräunt.

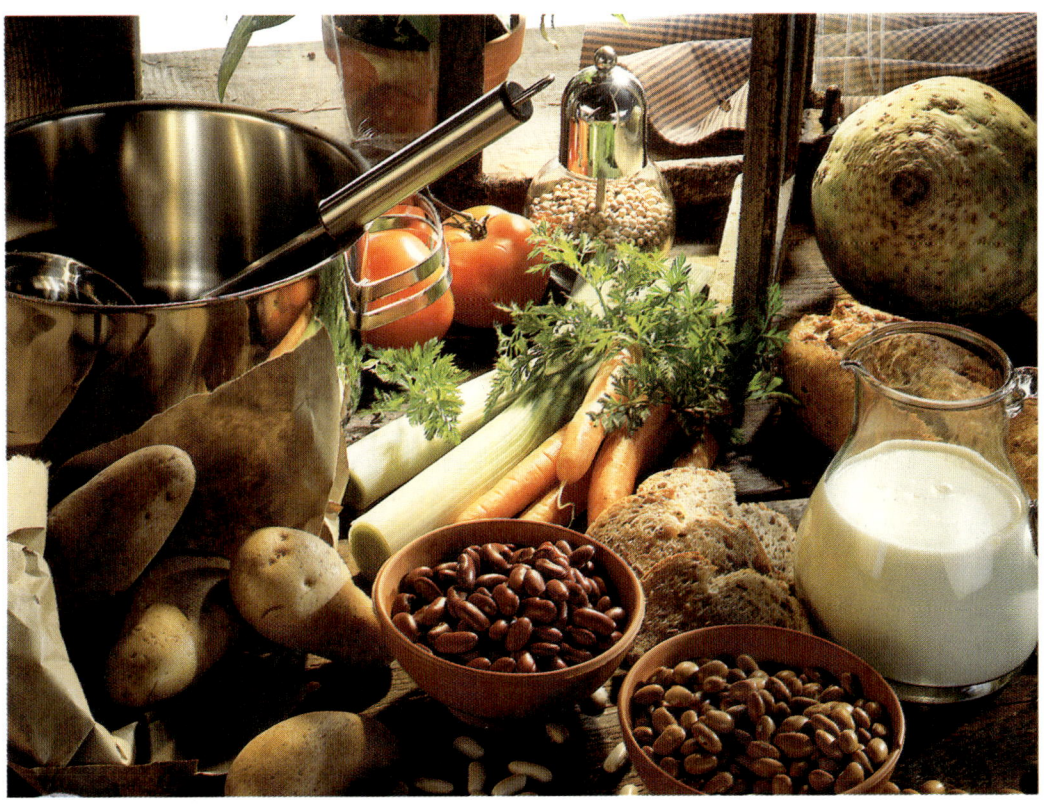

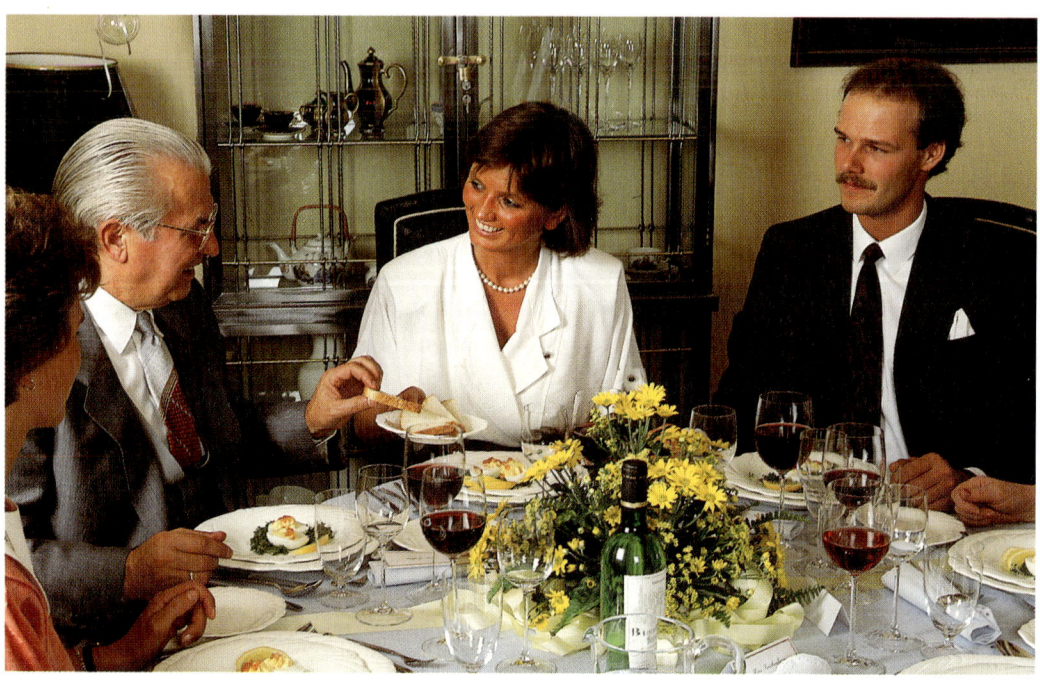

Mit der richtigen Einstellung ausgehen

Diese Tips zeigen Ihnen, wie Sie auch außer Haus genußvoll essen können

Den Umgang mit der Diätwaage sollten Sie bereits während Ihrer Diabetikerschulung erlernt haben, um später freier und unabhängiger entscheiden und Essensmengen abschätzen zu können. Grundsätzlich benötigen Sie im Alltag keine Diätwaage. Es genügt, wenn Sie die Mengen abschätzen.

Die Übersicht auf den Seiten 124 und 125 zeigt Ihnen die üblichen Mengen und Maße sowie die Portionsgrößen verschiedener Nahrungsmittel.

Wenn Sie im Restaurant essen oder eingeladen sind, muß für Sie nicht extra gekocht werden. Sie müssen nur ein paar einfache Regeln beachten, damit Sie auch das Essen außer Haus genießen können.

● Verzichten Sie auf gebundene Suppen. Wählen Sie statt dessen eine Gemüsesuppe oder einen Salatteller.

● Zur Hauptspeise wählen Sie reichlich Gemüse oder Rohkost, möglichst gedünsteten oder gegrillten Fisch oder Fleisch oder in Sud zubereitete Arten.

● Seien Sie zurückhaltend bei den Saucen, die sehr salz- und fettreich sein können. Verlangen Sie eventuell etwas Zitrone, deren Saft auch dem Fleisch eine pikante Note gibt. Senf und Meerrettich sind weitere würzige Alternativen.

- Ziehen Sie Salz- oder Pellkartoffeln den Bratkartoffeln oder Pommes frites vor, da sie auf jeden Fall fettärmer zubereitet sind. Bei Reis und Nudeln sollten Sie sich für die Vollkornsorten entscheiden, denn diese lassen den Blutzucker weniger schnell ansteigen.

- Zum Nachtisch empfiehlt sich ein Stück Frischobst, eine Joghurtspeise oder eine Beerengrütze. Ein kleines Früchtesorbet ist auch erlaubt, während Sie üppiges Sahneeis oder Cremespeisen ebenso wie Mehlspeisen meiden sollten.

- Es besteht natürlich auch die Möglichkeit, auf ein Dessert zu verzichten, um zusätzliche Kalorien einzusparen.

- Sie müssen keineswegs auf ein Stückchen Kuchen oder ein Gläschen Alkohol verzichten, aber seien Sie wählerisch. Achten Sie auf zuckerarme Getränkesorten (Seite 20) und Backwaren, die mit wenig oder sogar ohne Zucker hergestellt werden (ab Seite 114). Übrigens, es lohnt sich, auch einmal nein zu sagen. Schließlich geht es um Ihre Gesundheit und Ihr Wohlbefinden, wofür jeder rücksichtsvolle Gastgeber Verständnis haben wird. Bedenken Sie auch, daß es keine Schande ist, Diabetiker zu sein. Sie sollten sich jederzeit dazu bekennen.

Was sonst noch hilft

Es ist kein Geheimnis, daß eine umfassende Diabetikerschulung Grundvoraussetzung für eine gute Stoffwechseleinstellung, für Ihr Wohlbefinden und den Schutz vor Folgeschäden ist. Nutzen Sie diese Möglichkeit bei einem eventuellen Klinikaufenthalt. Fragen Sie bei Ihrem Arzt nach, oder erkundigen Sie sich bei Ihrer Krankenkasse.

In der Gruppe klappt erfahrungsgemäß vieles besser, außerdem kann der Erfahrungsaustausch sehr hilfreich sein. Schließen Sie sich deshalb einer Selbsthilfegruppe an. Nebenstehend finden Sie die Adressen der Verbände, die sich für die Interessen der Betroffenen sehr stark einsetzen. Solche Vereinigungen können Ihnen wertvolle Informationen zukommen lassen und Ihnen auch die Adresse einer Gruppe in Ihrer Nähe nennen.

- **Deutscher Diabetiker-Bund e.V.**
  Danziger Weg 1
  58511 Lüdenscheid

- **Österreichische Diabetikervereinigung**
  Moosstraße 18/I
  A-5020 Salzburg

- **Schweizerische Diabetesgesellschaft**
  Forchstraße 95
  CH-8032 Zürich

Nutzen Sie jede Gelegenheit, sich körperlich zu betätigen. Sie werden merken, das steigert nicht nur Ihr Wohlbefinden, es ist auch eine kostenlose aber sehr effektive Art, den Blutzuckerspiegel zu senken, Folgeschäden zu vermeiden und das Gewicht unter Kontrolle zu halten. Machen Sie einmal den Versuch, Sie werden erstaunt sein, wie sehr Sie Ihren Blutzuckerspiegel allein durch Treppensteigen senken können. Der Anschluß an eine Sport- oder Gymnastikgruppe bietet Ihnen außerdem die Möglichkeit, nicht in die Isolation zu geraten.

Es lohnt sich in jedem Lebensalter, sich zu einer gesundheitsbewußten Lebensweise zu bekennen.

Körperliche Betätigung, ob allein oder in der Gruppe, soll einen festen Platz in Ihrem Tagesablauf haben

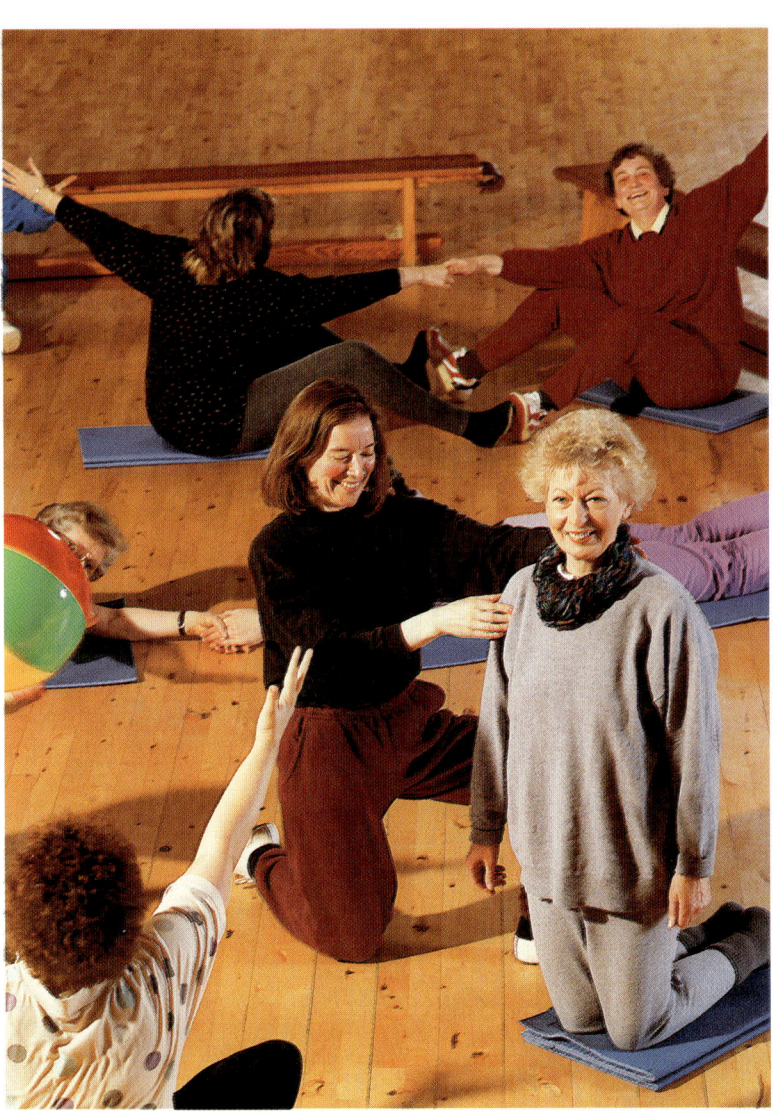

Diät und Genuß – kein Widerspruch

Hinweise zu den Rezepten

Alle Gerichte sind für **2 Personen** gedacht. Ausnahmen sind im Rezeptkopf angegeben.

Die zu jedem Rezept angegebene **Zubereitungszeit** beinhaltet sowohl die Vorbereitungs- als auch die Garzeit. Wenn längere Sonderzeiten, z.B. Quell- oder Kühlzeiten nötig sind, so sind diese extra erwähnt.

Die **Zutatenmengen** beziehen sich immer auf die ungeputzte Rohware. Genaue Mengenangaben stehen in Klammern hinter der Zutat. Fehlt diese Angabe, gehen wir von einem Stück mittlerer Größe aus.

Die **Backofentemperaturen** gelten immer für einen normalen Backofen mit Ober- und Unterhitze.

Die **Kalorien- und Nährwertangaben** beziehen sich jeweils auf 1 Portion und stellen gerundete Werte dar. Die KHE-Angaben (Kohlenhydrateinheiten) beziehen sich jeweils auf 10 <u>bis</u> 12 g Kohlenhydrate.

Abkürzungen

EL	=	Eßlöffel	Std.	=	Stunde(n)
TL	=	Teelöffel	St.	=	Stück
Msp.	=	Messerspitze	cm	=	Zentimeter
ML	=	Meßlöffel	ø	=	Durchmesser
g	=	Gramm	°C	=	Grad Celsius
kg	=	Kilogramm	kcal	=	Kilokalorien
ml	=	Milliliter	E	=	Eiweiß
l	=	Liter	F	=	Fett
P.	=	Päckchen	KH	=	Kohlenhydrate
F.i.Tr.	=	Fett in der Trockenmasse	KHE	=	Kohlenhydrat-einheit(en)
TK-...	=	Tiefkühl-...	BS	=	Ballaststoffe
Min.	=	Minuten			

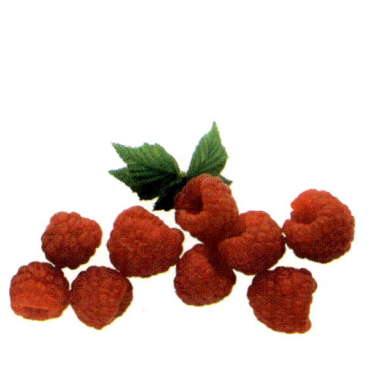
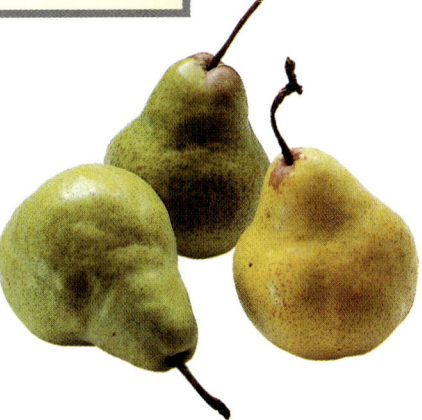

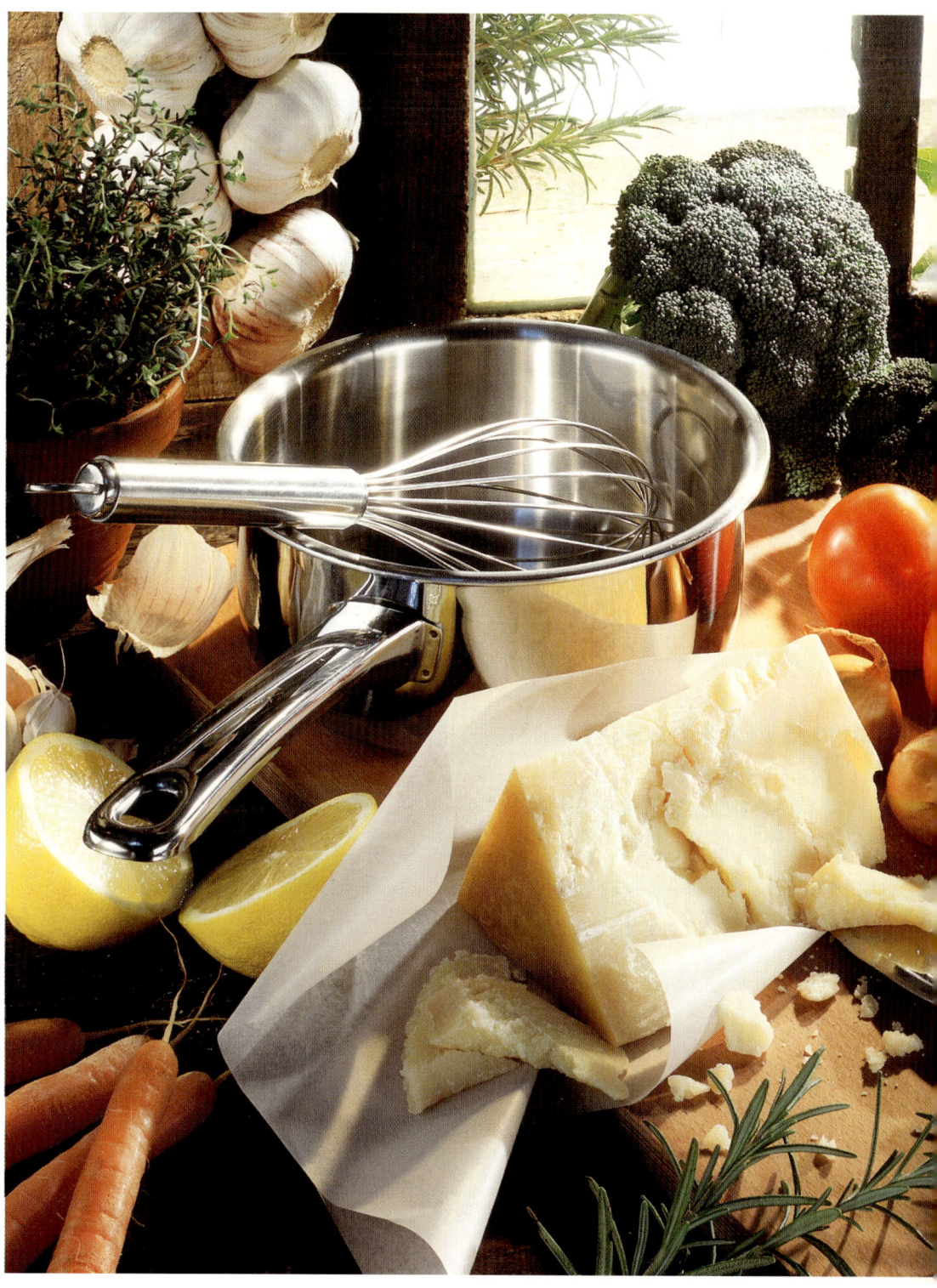

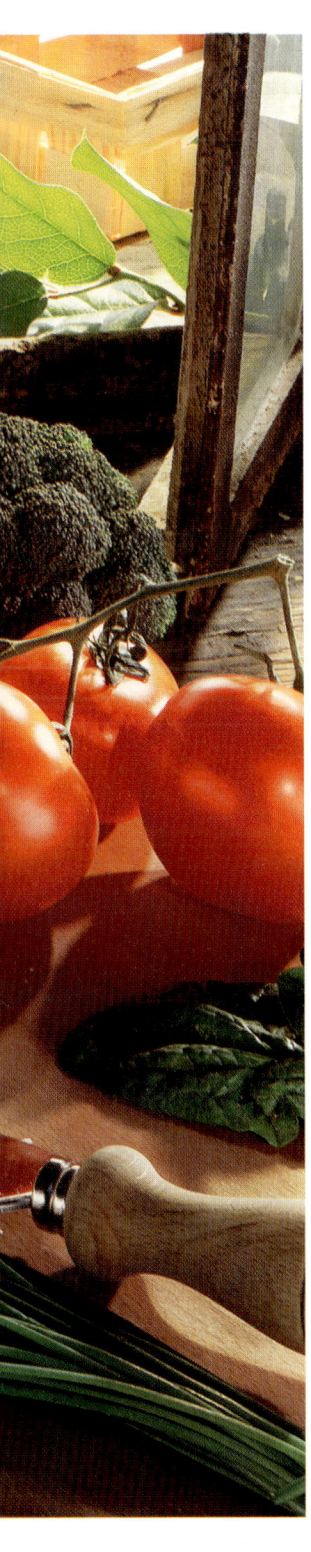

Rezepte für den ganzen Tag

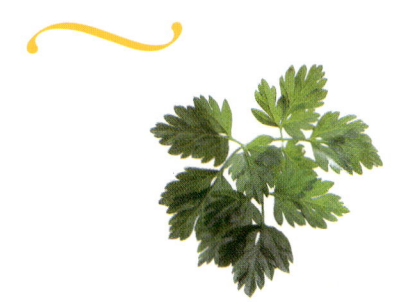

Frühstück und Zwischenmahlzeiten

Kiwi-Aprikosen-Marmelade

1 Portion
Zubereitungszeit: ca. 15 Min.

- *1 Kiwi (ca. 60 g)*
- *2 Aprikosen (ca. 65 g)*
- *1 TL gehackte Mandeln*
- *1 TL Zitronensaft*
- *1 ML pflanzliches Bindemittel (1 g)*
- *flüssiger Süßstoff*

Tip

Sie können von dieser Marmelade auch größere Mengen zubereiten und portionsweise einfrieren. 65 g fertige Marmelade entsprechen etwa ½ KHE.

1. Die Kiwi schälen. Die Aprikosen waschen. Die Früchte in kleine Würfel schneiden.

2. Die Fruchtwürfel zusammen mit 3 Eßlöffeln Wasser, den gehackten Mandeln, dem Zitronensaft und dem Bindemittel in einen kleinen Topf geben und sorgfältig verrühren.

3. Das Ganze unter Rühren aufkochen und im offenen Topf etwa 3 Minuten köcheln lassen. Die Marmelade nach Geschmack mit einigen Tropfen Süßstoff abschmecken.

80 kcal / 2 g E / 1 g F / 13 g verwertbare KH / ca. 1 KHE / 4 g BS

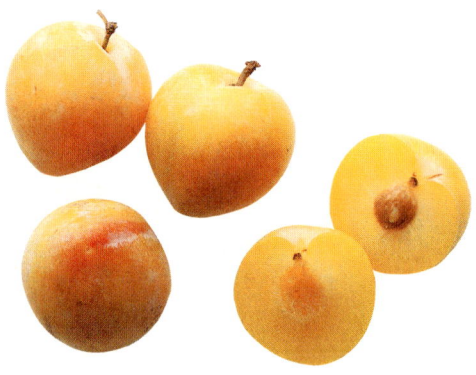

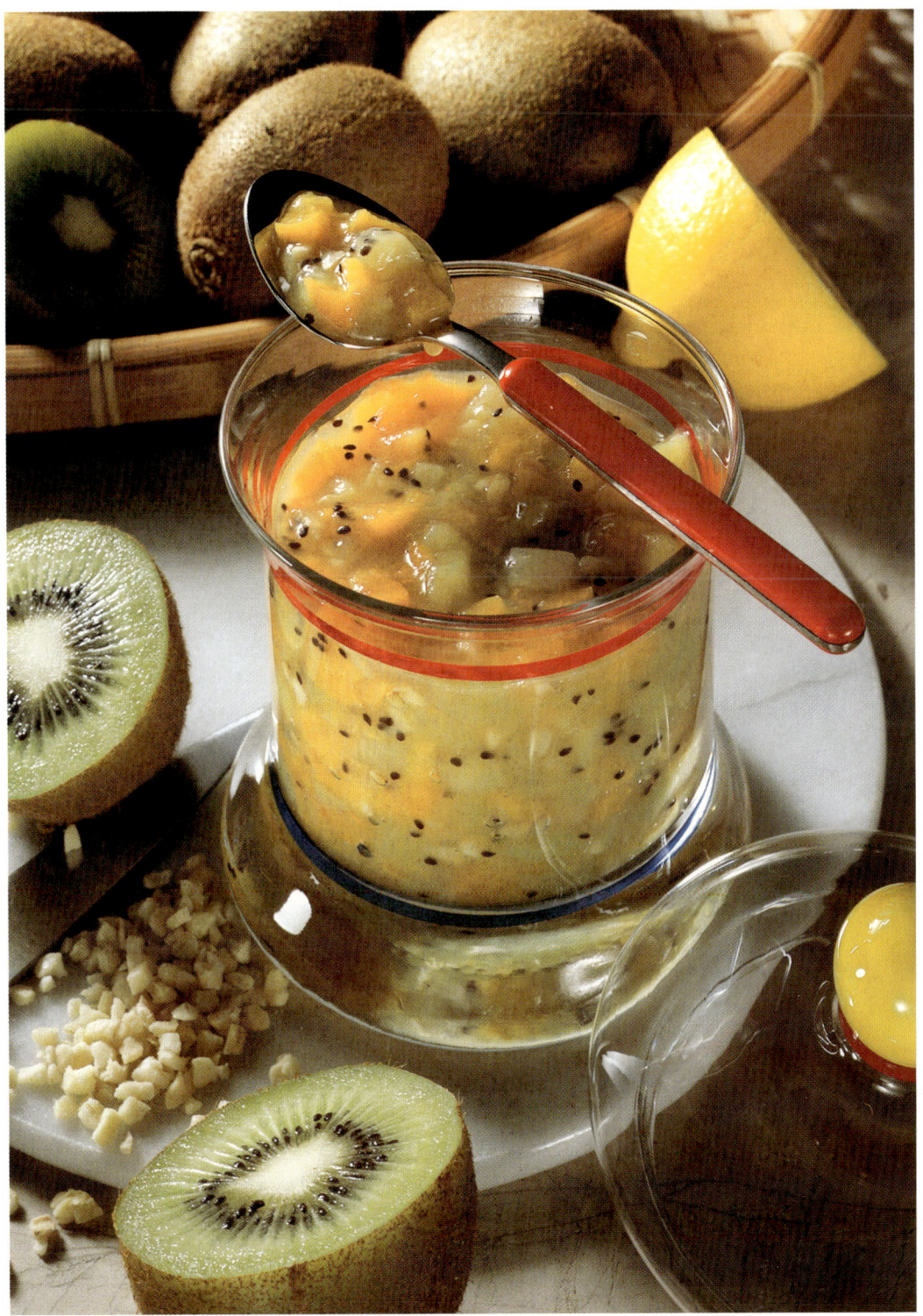

Erdbeer-Rhabarber-Marmelade

• • •

1 Portion
Zubereitungszeit: ca. 15 Min.

- *70 g Erdbeeren*
- *1 St. Rhabarberstange (ca. 30 g)*
- *¹/₂ TL Zitronensaft*
- *1 ML pflanzliches Bindemittel (1 g)*
- *flüssiger Süßstoff*

1. Die Erdbeeren und den Rhabarber waschen. Die Erdbeeren entstielen, den Rhabarber schälen. Beides in kleine Stücke schneiden.

2. Die Früchte zusammen mit 2 Eßlöffeln Wasser, dem Zitronensaft und dem Bindemittel in einen kleinen Topf geben und sorgfältig verrühren.

3. Das Ganze unter Rühren aufkochen und etwa 3 Minuten im offenen Topf köcheln lassen. Bei Bedarf die Marmelade mit einigen Tropfen Süßstoff abschmecken.

30 kcal / 1 g E / 0 g F / 4 g verwertbare KH / ca. ½ KHE / 3 g BS

Tips

● *Mit dieser Marmelade bereichern Sie Ihr Frühstück! 1 Eßlöffel Marmelade (20–25 g) können Sie ohne KHE-Berechnung essen.*
● *Diese Marmelade hält sich im Kühlschrank 5 bis 6 Tage.*

Variation

Sie können die Früchtezusammensetzung beliebig verändern, beachten Sie dabei die KHE-Berechnung.

Würziger Hüttenkäse

• • •

1 Portion
Zubereitungszeit: ca. 10 Min.

- *1 Tomate (ca. 50 g)*
- *30 g frisches Sauerkraut*
- *2 EL Hüttenkäse (ca. 30 g)*
- *¹/₂ TL gehackter Dill*
- *Pfeffer, Kümmel*

1. Die Tomate waschen, vom Stielansatz befreien, halbieren und entkernen. Nun die Frucht in kleine Würfel schneiden.

2. Das Sauerkraut mit einem großen Messer grob hacken und zusammen mit den Tomatenwürfeln unter den Hüttenkäse mischen. Das Ganze mit den Gewürzen abschmecken.
(auf dem Foto: links)

40 kcal / 5 g E / 0 g F / 3 g verwertbare KH / 0 KHE / 1 g BS

Tip

Sicherlich haben Sie eine größere Menge Sauerkraut eingekauft. Das restliche Sauerkraut können Sie sehr gut als Salat zubereiten. Mit ein paar Tropfen Öl und ein paar Apfel- oder Ananaswürfeln verfeinert, schmeckt der Salat vorzüglich (KHE berechnen).

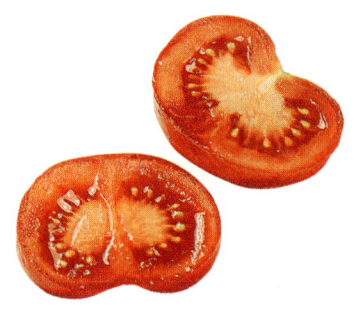

Frühstück und Zwischenmahlzeiten

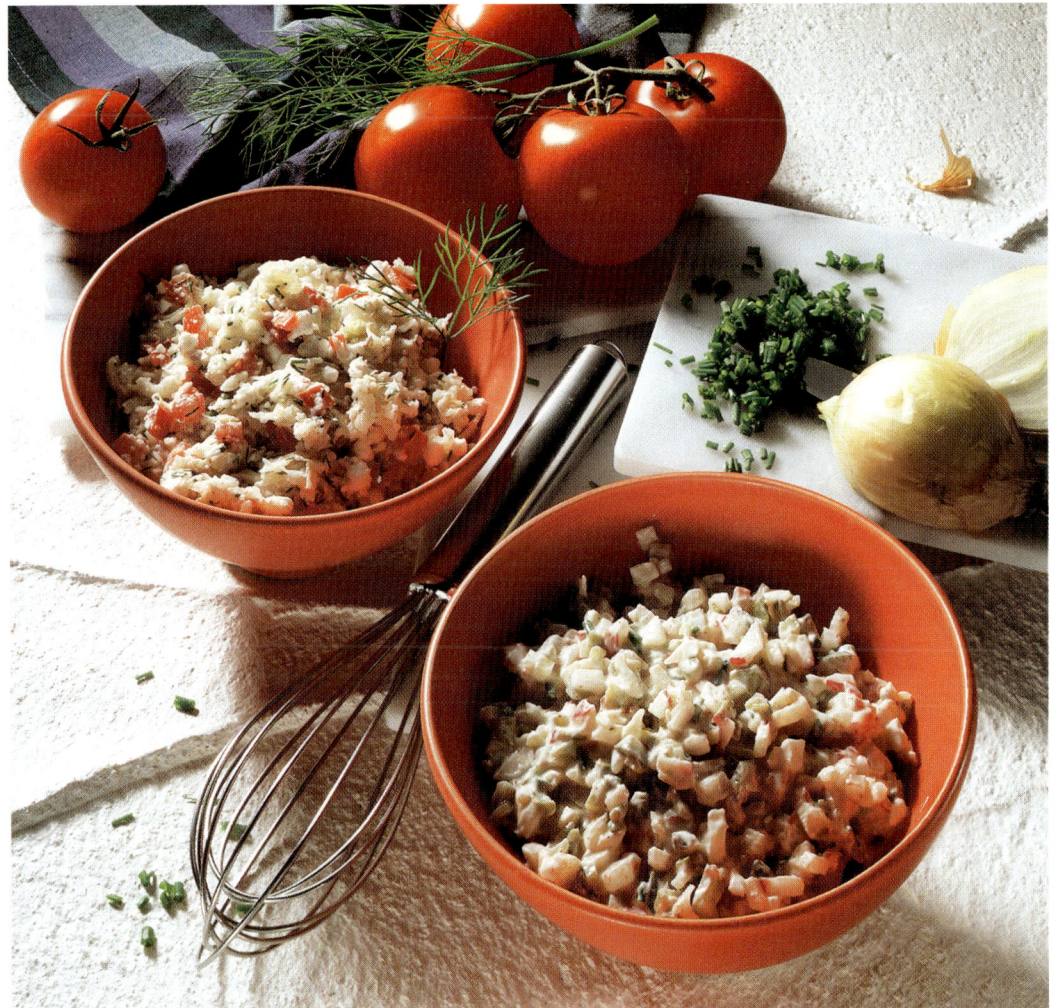

Pikanter Quarkaufstrich

● ● ●

1 Portion
Zubereitungszeit: ca. 10 Min.

- 4 Radieschen
- 1 Gewürzgurke
- 1 EL Zwiebel-
  würfel
- 1 TL Schnitt-
  lauchröllchen

- 2 EL Mager-
  quark (ca. 60 g)
- Salz, Pfeffer
- Paprikapulver

1. Die Radieschen putzen und waschen. Sie ebenso wie die Gurke fein würfeln.

2. Das ganze Gemüse zusammen mit dem Schnittlauch und den Zwiebelwürfeln unter den Quark ziehen und den Aufstrich mit Salz und Pfeffer abschmecken. *(auf dem Foto: rechts)*

50 kcal / 7 g E / 0 g F / 4 g verwertbare KH / 0 KHE / 1 g BS

Tsatsiki

● ● ●

1 Portion
Zubereitungszeit: ca. 15 Min.

- 1 St. Salatgurke (ca. 100 g)
- ¼ Zwiebel
- 1 Knoblauchzehe
- 250 g Joghurt (3,5% F.)
- Salz, Pfeffer
- 1 EL Schnittlauchröllchen

1. Die Salatgurke schälen und grob raspeln. Die Zwiebel sowie die Knoblauchzehe schälen und fein würfeln.

2. Den Joghurt glattrühren. Gurke, Zwiebel und Knoblauch daruntermischen.

3. Das Ganze mit Salz, Pfeffer sowie den Schnittlauchröllchen abschmecken und gut gekühlt servieren.
(auf dem Foto: oben)

150 kcal / 10 g E / 4 g F / 16 g verwertbare KH / ca. 1 KHE / 1 g BS

Variationen

● *Wenn Sie möchten, geben Sie noch ½ Eßlöffel frisch gehackten Dill und einige Tomatenwürfel hinzu.*
● *Einen ganz anderen Geschmack verleihen Sie diesem erfrischenden Joghurt, wenn Sie ein hartgekochtes Ei, in kleine Würfel geschnitten, daruntrerühren.*

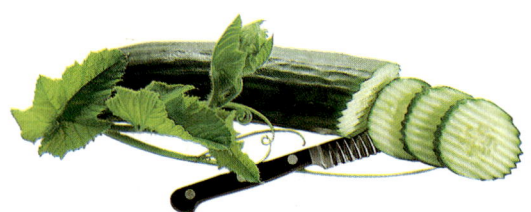

Linsenmus mit Kräutern

● ● ●

2 Portionen
Zubereitungszeit: ca. 1 Std. (davon 15–30 Min. Garzeit)

- 50 g grüne Linsen
- 1 St. Sellerieknolle (ca. 25 g)
- 1 St. Lauch (ca. 25 g)
- ¼ Zwiebel
- 2 EL Margarine
- 1 EL gehackte Gartenkräuter
- Salz, Pfeffer
- ½ TL Zitronensaft

1. Die Linsen über Nacht in reichlich Wasser einweichen.

2. Das Gemüse putzen, waschen und in kleine Stücke schneiden.

3. Die Linsen in etwas Einweichwasser zum Kochen bringen und zusammen mit dem Gemüse im geschlossenen Topf je nach Güte der Linsen 15 bis 30 Minuten gar kochen.

4. Die Linsen und das Gemüse in ein feinmaschiges Sieb schütten und abtropfen lassen. Beides entweder durch das Sieb streichen oder im Mixer pürieren.

5. Unter das pürierte Linsenmus die Margarine sowie die gehackten Kräuter mischen und das Ganze mit Salz, Pfeffer sowie Zitronensaft abschmecken.
(auf dem Foto: unten)

185 kcal / 7 g E / 10 g F / 14 g verwertbare KH / ca. 1 KHE / 4 g BS

Variation

Statt Linsen können Sie auch grüne und gelbe Schälerbsen sowie jede Art von getrockneten Bohnen verwenden.

Frühstück und Zwischenmahlzeiten

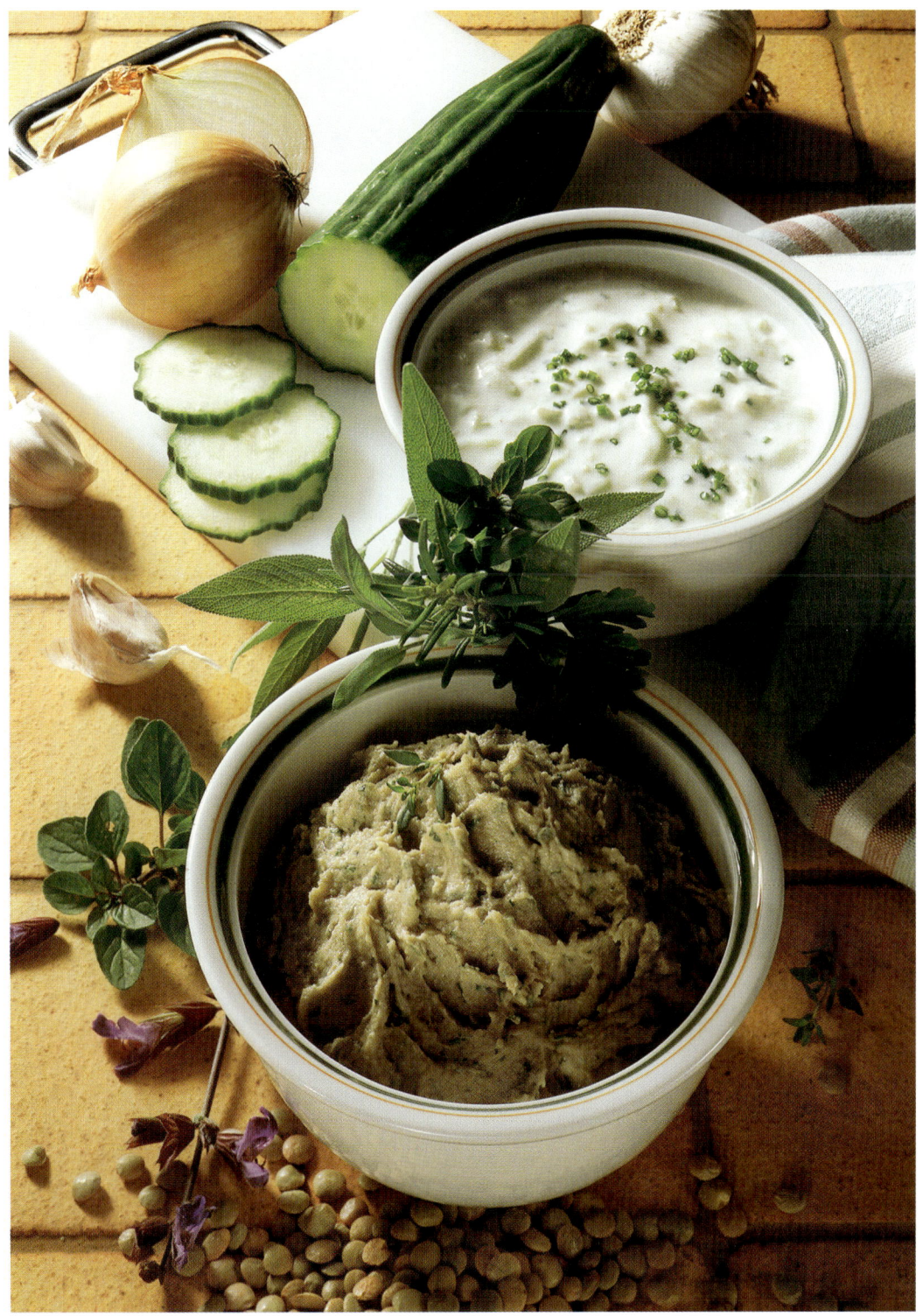

Frühstück und Zwischenmahlzeiten

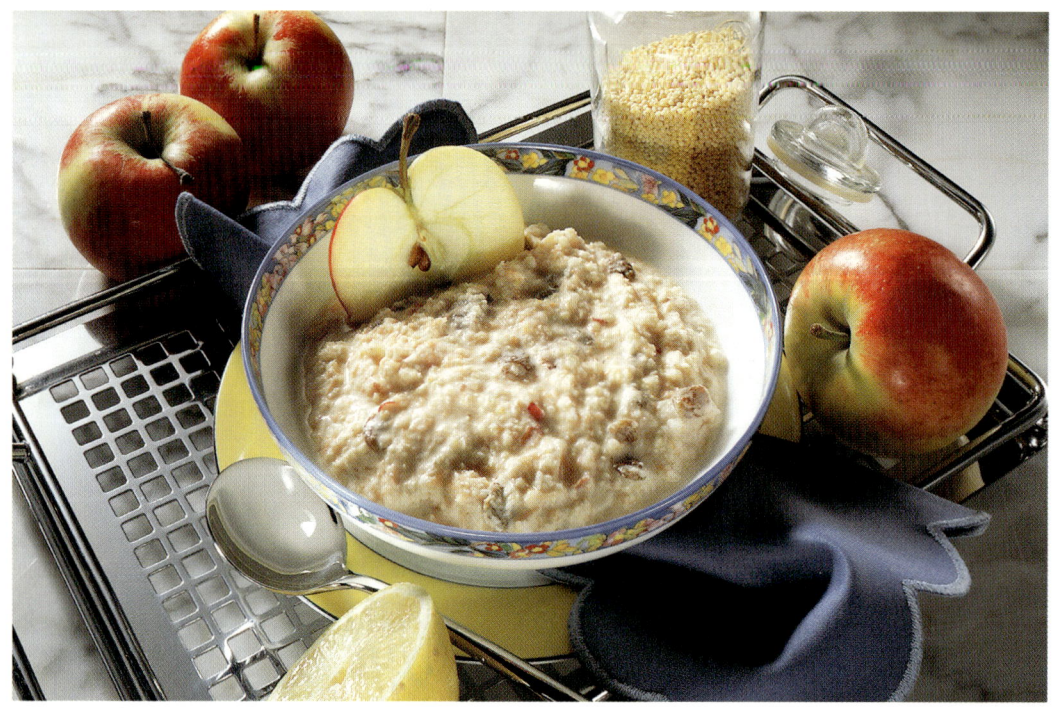

Hirsemüsli

• • •

1 Portion
Zubereitungszeit: ca. 30 Min.
(davon ca. 20 Min. Garzeit)

- 2 EL Hirse
  (ca. 20 g)
- ½ Apfel
- 1 kleine Möhre
  (ca. 50 g)
- 1 EL Hirse-
  flocken
- 1 EL Rosinen
- Saft einer
  ½ Zitrone
- 1 EL Kokosraspel
- 125 g Naturjo-
  ghurt (3,5 % F.)
- flüssiger Süßstoff

1. Die Hirse in reichlich Wasser 5 Minuten kochen und dann für weitere 15 Minuten ausquellen lassen. Sobald die Hirse gar ist, sie in ein Sieb geben, mit kaltem Wasser abschrecken und abtropfen lassen.

2. Den Apfel entkernen. Die Möhre putzen und schälen. Beides fein reiben.

3. Alle Zutaten miteinander verrühren und das Müsli mit etwa 8 Tropfen Süßstoff abschmecken.

280 kcal / 10 g E / 5 g F / 43 g verwertbare KH /
ca. 2½ KHE / 7 g BS

Variation

Wenn Sie Kalorien und Fett einsparen möchten, können Sie für dieses und die anderen Müslirezepte fettarme Milch oder Joghurt verwenden.

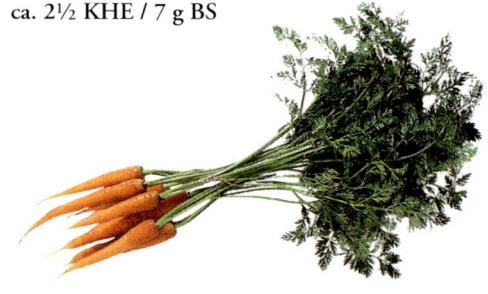

Flockenmüsli mit Pfirsich

* * *

1 Portion
Zubereitungszeit: ca. 15 Min.

- *125 g Naturjoghurt (3,5 % F.)*
- *1 EL Zitronensaft*
- *3 EL Haferflocken*
- *1 EL Weizenkleie*
- *½ Apfel (ca. 50 g)*
- *1 Pfirsich (ca. 70 g)*
- *1 TL gehackte Mandeln*
- *flüssiger Süßstoff*
- *einige Blättchen Zitronenmelisse*

1. Den Joghurt mit dem Zitronensaft glattrühren. Die Haferflocken sowie die Kleie hinzufügen und das Ganze etwa 10 Minuten quellen lassen.

2. In der Zwischenzeit den Apfel entkernen und grob raspeln. Den Pfirsich waschen, halbieren und entkernen. Von dem Fruchtfleisch eine Spalte abschneiden und beiseite stellen. Den Rest in Würfel schneiden.

3. Die Früchtewürfel mit den Mandeln zur Joghurt-Getreide-Mischung geben und darunterheben. Das Müsli nach Geschmack mit einigen Tropfen Süßstoff abschmecken, auf einem Teller anrichten und mit den Zitronenmelisseblättchen sowie der Pfirsichspalte garnieren.

240 kcal / 11 g E / 3 g F / 37 g verwertbare KH / ca. 3 KHE / 6 g BS

Tip

Dieses lockere Müsli sollte so frisch wie möglich und nicht auf Vorrat hergestellt werden. Essen Sie es unmittelbar nach der Zubereitung, damit es knackig ist und die Vitamine noch erhalten sind.

Süßer Sechskornbrei

* * *

1 Portion
Zubereitungszeit: ca. 15 Min.

- *4 EL Sechskorn-Getreidemischung (ca. 40 g)*
- *125 ml Milch (3,5 % F.)*
- *flüssiger Süßstoff*
- *Zimtpulver*
- *½ TL abgeriebene Schale einer unbehandelten Zitrone*
- *½ Apfel (ca. 50 g)*
- *½ Banane (ca. 60 g)*
- *1 TL gemahlene Nüsse*

1. Die Getreidemischung in die Milch geben und das Ganze unter ständigem Rühren zum Kochen bringen. Die Getreidemilch mit einigen Tropfen Süßstoff, dem Zimt und der Zitronenschale abschmecken und 5 Minuten zugedeckt quellen lassen.

2. Den Apfel entkernen und grob reiben. Die Banane schälen und in kleine Stücke schneiden.

3. Die Früchte unter den Brei mischen. Ihn mit den gemahlenen Nüssen bestreuen und sofort servieren.

330 kcal / 11 g E / 9 g F / 48 g verwertbare KH / ca. 3½ KHE / 7 g BS

Tips

- *Ganze oder geschrotete Getreidekörner sowie Getreidemischungen können Sie im Reformhaus oder Naturkostladen kaufen.*
- *Wenn Sie regelmäßig Müsli essen, lohnt sich die Anschaffung einer Getreidemühle oder einer Flockenquetsche.*

Herzhaftes
Frühlingsknäcke

● ● ●

1 Portion
Zubereitungszeit: ca. 10 Min.

- *2 Scheiben*
  Vollkornknäcke-
  brot (ca. 20 g)
- *1 EL Butter*
- *1 St. Salatgurke*
  (ca. 50 g)
- *1 Tomate*
  (ca. 100 g)
- *2 Radieschen*
- *2 EL Mager-*
  quark
- *1 EL Kresse*
- *Salz, Pfeffer*

1. Die Knäckebrote dünn mit der Butter bestreichen.

2. Das Gemüse waschen. Die Gurke schälen. Aus der Tomate den Stielansatz herausschneiden und die Radieschen putzen. Alles in dünne Scheiben schneiden und dekorativ auf den Knäckebrotscheiben anrichten.

3. Die Brote nun mit Quarktupfen garnieren und mit der Kresse bestreuen. Sie mit Salz und Pfeffer leicht würzen.
(auf dem Foto: oben)

180 kcal / 7 g E / 9 g F / 17 g verwertbare KH / ca. 1 KHE / 6 g BS

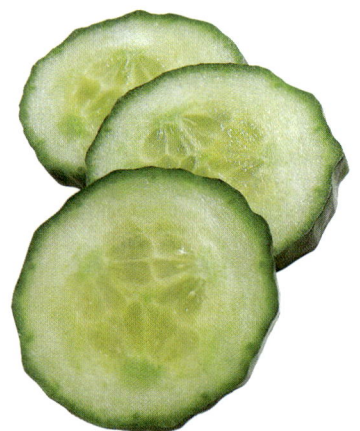

Lachsschinken-
Zucchini-Brot

● ● ●

1 Portion
Zubereitungszeit: ca. 20 Min.
(davon ca. 10 Min. Marinierzeit)

- *1 Zucchini*
  (ca. 80 g)
- *1 EL Balsamico-*
  essig
- *1 EL Olivenöl*
- *Pfeffer*
- *1 Zweig*
  Basilikum
- *1 Scheibe*
  Vollkornbrot
  (ca. 60 g)
- *2 Scheiben*
  Lachsschinken
- *10 g Schafskäse*
  (45% F. i.Tr.)

1. Die Zucchini putzen, waschen und in dünne Scheiben schneiden. Balsamicoessig, Olivenöl und etwas geschroteten Pfeffer aus der Mühle miteinander zu einer Marinade verrühren. Die vorbereiteten Zucchinischeiben darin etwa 10 Minuten marinieren.

2. Die Zucchinischeiben abtropfen lassen und das Vollkornbrot damit belegen. Das Basilikum waschen und trockentupfen. Die Blättchen vom Zweig zupfen und, bis auf eines, auf den Zucchinischeiben verteilen.

3. Die Schinkenscheiben zu Tüten rollen und auf das Brot legen. Den Schafskäse kleinschneiden, auf das Brot streuen und das Ganze mit 1 Basilikumblatt garnieren.
(auf dem Foto: unten)

290 kcal / 11 g E / 14 g F / 24 g verwertbare KH / ca. 2 KHE / 7 g BS

Variation

Statt Lachsschinken können Sie auch Parmaschinken (ohne Fettrand) oder Räucherlachs verwenden.

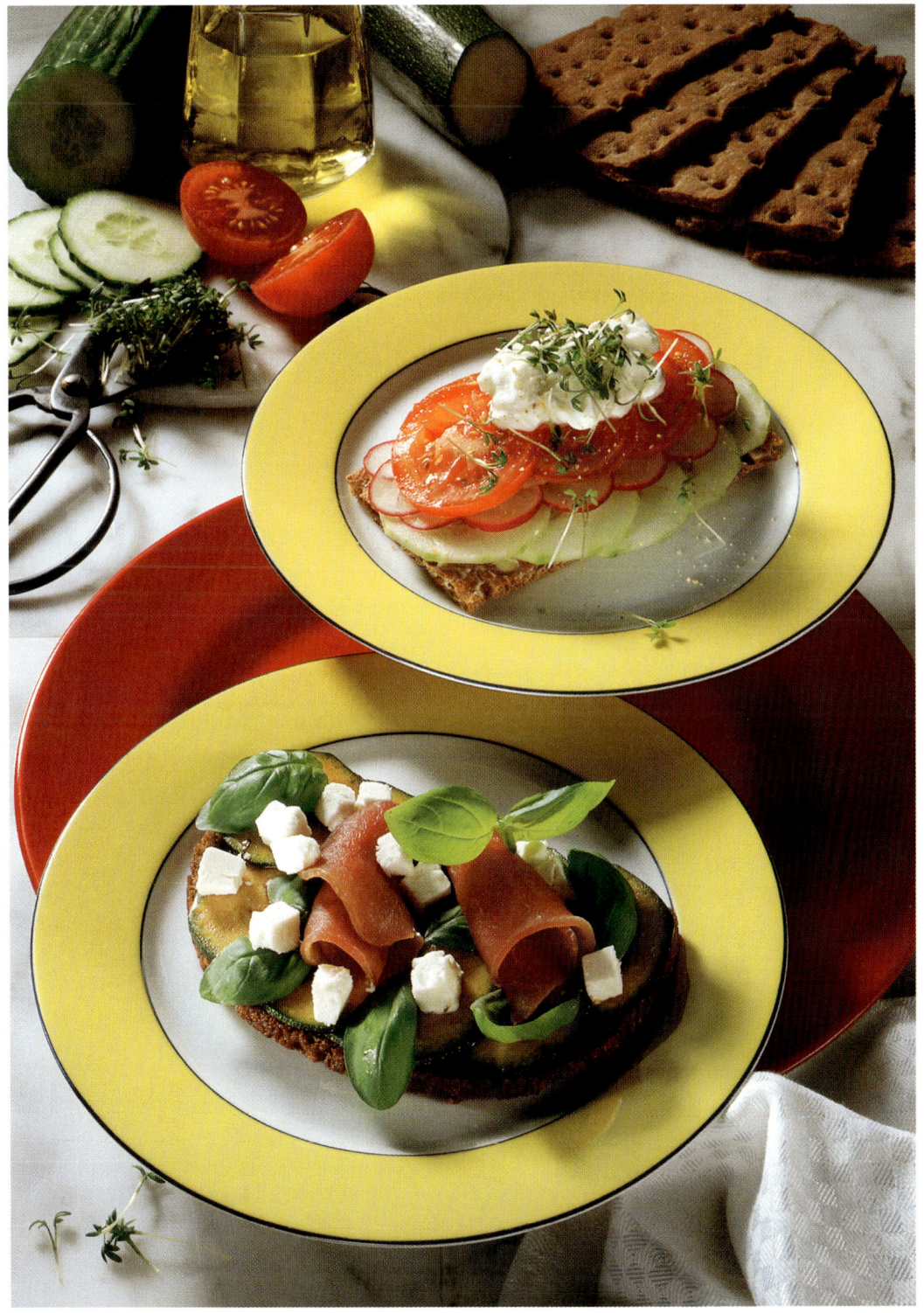

Frühstück und Zwischenmahlzeiten

Salate, Gemüse, Beilagen und Saucen

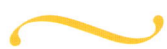

Chicorée mit Radicchio und Banane

• • •

2 Portionen
Zubereitungszeit: ca. 15 Min.

- 1 Chicoréestaude (ca. 200 g)
- 1 kleiner Kopf Radicchio (ca. 100 g)
- 1 Banane (ca. 180 g)
- 1 EL Mandelblättchen
- 1 St. Ingwerknolle (ca. 2 cm)
- 100 g Naturjoghurt (3,5% F.)
- Currypulver, Salz
- 1 EL Zitronensaft
- flüssiger Süßstoff

1. Den Chicorée und den Radicchio putzen, waschen und in feine Streifen schneiden. Die Banane schälen, längs halbieren und in Scheiben schneiden.

2. Die Mandelblättchen in einer trockenen Pfanne goldbraun rösten und dann abkühlen lassen. Den Ingwer schälen und in sehr feine Würfel schneiden.

3. Den Joghurt glattrühren und mit Curry, Salz, Zitronensaft und etwa 2 Tropfen Süßstoff abschmecken.

4. Die Salatstreifen, die Bananenscheiben, den Ingwer und die Mandeln miteinander vermischen und auf 2 Tellern anrichten. Dann das Joghurtdressing auf dem Salat verteilen.

150 kcal / 6 g E / 3 g F / 23 g verwertbare KH / ca. 1 KHE / 6 g BS

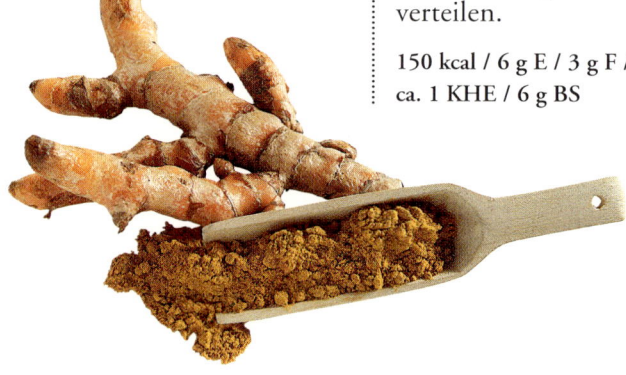

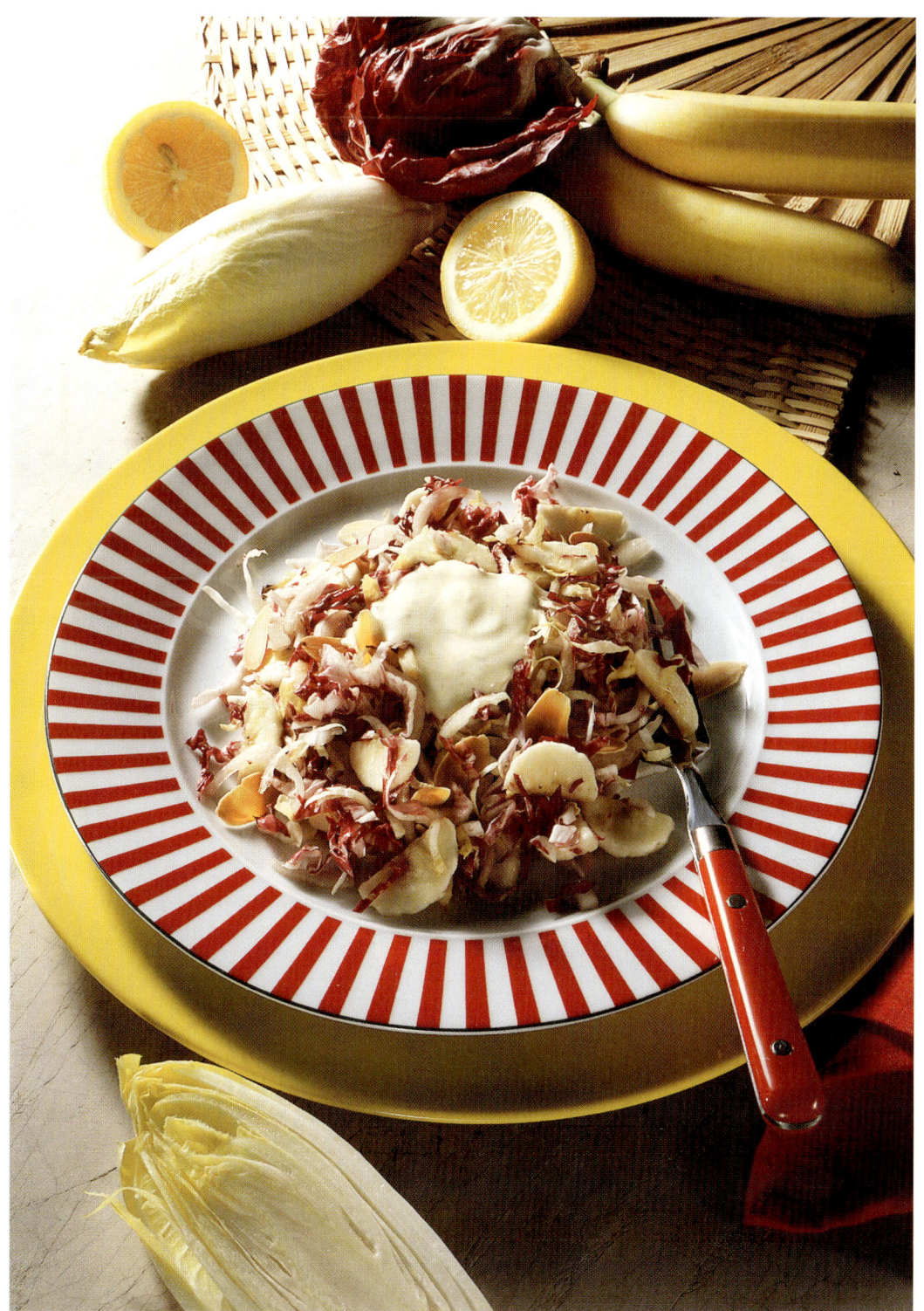

Salate, Gemüse, Beilagen und Saucen

Zucchini-Bohnen-Tomaten-Salat

● ● ●

2 Portionen
Zubereitungszeit: ca. 40 Min.
(davon ca. 20 Min. Gar- und Abkühlzeit)

- *200 g grüne Bohnen*
- *Salz*
- *200 g Zucchini*
- *200 g Tomaten*
- *1 Zwiebel*
- *1 Zweig Bohnenkraut*
- *2 EL gehackte Petersilie*
- *2 EL Estragonessig*
- *2 EL Öl*
- *Pfeffer*

1. Die Bohnen waschen und entfädeln. Sie dann in kochendem Salzwasser je nach Dicke in 10 Minuten bißfest garen. Sie abschütten, dabei den Bohnensud auffangen und abkühlen lassen.

2. In der Zwischenzeit die Zucchini putzen, waschen und in Scheiben schneiden. Die Tomaten waschen, von den Stielansätzen befreien und ebenso in Streifen schneiden.

3. Die vorbereiteten Zucchini, Tomaten und Bohnen auf 2 Tellern dekorativ anrichten.

4. Die Zwiebel schälen und in feine Würfel schneiden. Das Bohnenkraut waschen, trockenschütteln und die Blättchen vom Zweig abzupfen. Diese dann fein hacken. Zwiebelwürfel, Bohnenkraut und Petersilie mit Essig, Öl, 4 Eßlöffeln Bohnensud sowie Pfeffer und Salz verrühren und die Sauce auf dem Salat verteilen.

170 kcal / 5 g E / 11 g F / 10 g verwertbare KH / 0 KHE / 7 g BS

Möhren-Sellerie-Frischkost

● ● ●

2 Portionen
Zubereitungszeit: ca. 1 Std.
(davon ca. 50 Min. Garzeit)

- *4 EL Dinkeloder Weizenkörner*
- *1 Möhre (ca. 80 g)*
- *1 St. Sellerieknolle (ca. 80 g)*
- *1 Scheibe ungezuckerte Ananas (ca. 40 g)*
- *1 St. Ingwerknolle (ca. 2 cm)*
- *1 EL Kürbiskerne*
- *60 g Kefir*
- *1 EL Walnußöl*
- *1 EL Zitronensaft*
- *Salz, Pfeffer*
- *flüssiger Süßstoff*

1. Die Dinkel- oder Weizenkörner in eine Schüssel geben, mit Wasser bedecken und über Nacht einweichen. Sie anschließend in reichlich Wasser etwa 20 Minuten kochen und dann weitere 30 Minuten ausquellen lassen. Anschließend das Getreide unter kaltem Wasser abspülen und abtropfen lassen.

2. Die Möhren sowie den Sellerie putzen, waschen, schälen und grob raspeln. Die Ananasscheibe würfeln und zum Gemüse geben. Die Ingwerwurzel dünn schälen, fein würfeln und ebenfalls hinzugeben.

3. Die Getreidekörner und die Kürbiskerne zum Salat geben und alles mit Kefir, Öl und Zitronensaft vermischen. Den Salat mit Salz sowie Pfeffer würzen und nach Geschmack mit einigen Tropfen Süßstoff abschmecken.

190 kcal / 6 g E / 9 g F / 18 g verwertbare KH / ca. 1 KHE / 5 g BS

Salate, Gemüse, Beilagen und Saucen

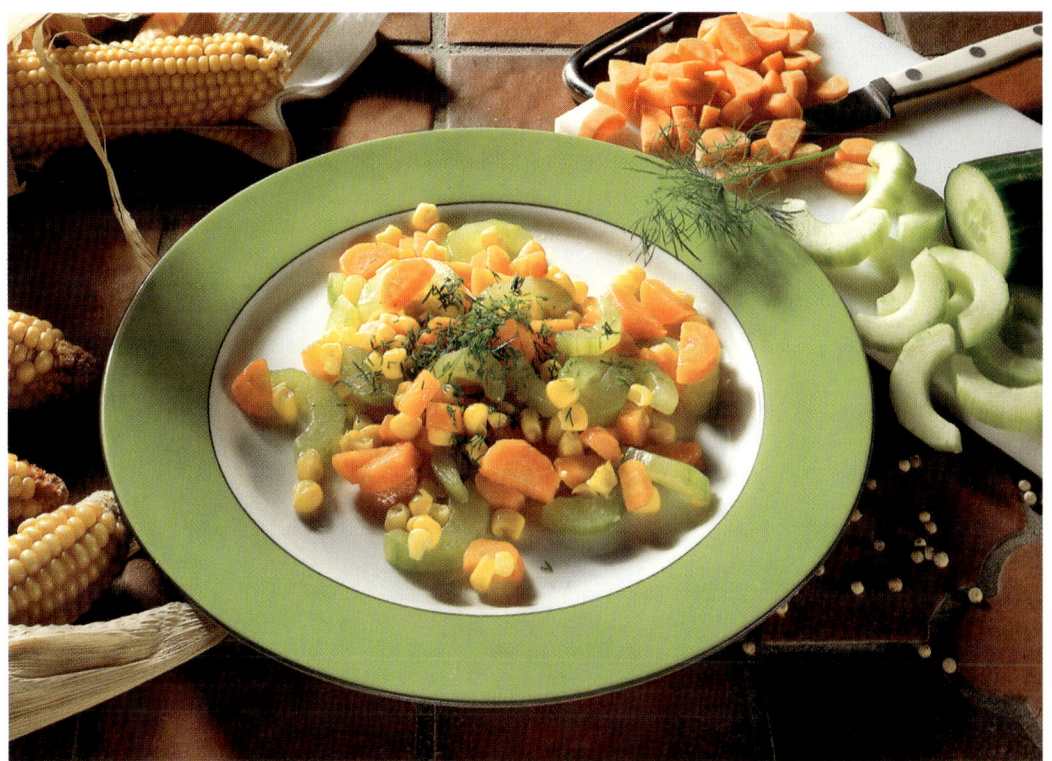

Gurken–Möhren–Gemüse

* * *

2 Portionen
Zubereitungszeit: ca. 25 Min.

- *2 Möhren (ca. 200 g)*
- *1 Salatgurke (ca. 200 g)*
- *120 g Maiskörner (aus der Dose)*
- *Salz, Pfeffer, geriebene Muskatnuß*
- *2 EL gehackter Dill*
- *1 EL Butter*

1. Die Möhren putzen, schälen, halbieren und in gleich große Stücke schneiden. Sie in wenig Salzwasser in etwa 10 Minuten knapp gar kochen.

2. Die Gurke schälen, der Länge nach halbieren und die Kerne mit Hilfe eines Löffels herausschaben. Die Gurkenhälften dann in gleich große Stücke schneiden. Sie zu den Möhren geben und beides zusammen fertiggaren. Das Gemüse in eine Schüssel geben.

3. Die Maiskörner abtropfen lassen, zum Gemüse hinzugeben und das Ganze mit Salz, Pfeffer und Muskat würzen.

4. Zum Schluß den Dill auf das Gemüse streuen und die Butter darauf zerlaufen lassen.
Paßt zu Fisch- und Fleischgerichten.

180 kcal / 4 g E / 9 g F / 19 g verwertbare KH / ca. 1 KHE / 6 g BS

Salate, Gemüse, Beilagen und Saucen

Kartoffelsalat mit Sprossen

● ● ●

2 Portionen
Zubereitungszeit: ca. 45 Min.
(davon ca. 20 Min. Garzeit)

● *4 Kartoffeln
(ca. 320 g)*
● *1 Tomate
(ca. 100 g)*
● *1/2 Zwiebel*
● *2 Knoblauch-
zehen*
● *2 EL Schnitt-
lauchröllchen*

● *4 EL gekeimte
Sonnenblumen-
kerne*
● *2 EL Rettich-
sprossen*
● *2 TL Senf*
● *2 EL Essig*
● *4 EL Gemüse-
brühe (aus
Instantpulver)*
● *1 EL Öl*
● *Salz, Pfeffer*

1. Die Kartoffeln etwa 20 Minuten kochen, sie dann abschütten, schälen und in
mittelgroße Würfel schneiden. Die Tomate waschen und vom Stielansatz befreien. Sie dann halbieren, entkernen, in
kleine Würfel schneiden und zu den
Kartoffelwürfeln geben.

2. Die Zwiebel und den Knoblauch
schälen, in sehr kleine Würfel schneiden
und mit den Schnittlauchröllchen zum
Salat geben. Die Sprossen kurz unter
kaltem Wasser abspülen, abtropfen lassen
und ebenfalls hinzugeben.

3. Senf mit Essig und Gemüsebrühe glattrühren und tröpfchenweise das Öl hinzugeben. Die Sauce mit Salz sowie Pfeffer
abschmecken und mit dem Salat vermischen. Das Ganze noch einige Minuten
ziehen lassen.

220 kcal / 6 g E / 6 g F / 32 g verwertbare KH /
ca. 2 KHE / 6 g BS

Überbackene Tomaten

● ● ●

2 Portionen
Zubereitungszeit: ca. 20 Min.

● *2 Fleischtomaten
(à ca. 200 g)*
● *1/2 Zwiebel*
● *2 Knoblauch-
zehen*
● *1 EL Öl*

● *1 Oreganozweig*
● *2 EL gehackte
Petersilie*
● *2 EL Vollkorn-
semmelbrösel*
● *Salz, Pfeffer*

1. Die Tomaten waschen und die Stielansätze herausschneiden. Sie quer halbieren und mit der Schnittfläche nach oben
in eine feuerfeste Form setzen.

2. Die Zwiebel sowie die Knoblauchzehen
schälen und in kleine Würfel schneiden.
Das Öl in einer beschichteten Pfanne
erhitzen und beides darin glasig anschwitzen. Den Oregano waschen, trockenschütteln und die Blättchen vom Zweig zupfen.
Diese zusammen mit der Petersilie und
den Semmelbröseln ebenfalls ins heiße
Fett geben. Das Ganze mit Salz sowie
Pfeffer würzen und auf den Tomatenhälften verteilen.

3. Die Tomaten unter dem Grill in ungefähr 5 Minuten überbacken.

140 kcal / 4 g E / 6 g F / 15 g verwertbare KH /
ca. 1/2 KHE / 5 g BS

Tip

*Knoblauch können Sie sehr gut auf Vorrat
schälen und in Öl einlegen. Das Öl bekommt dann einen sehr intensiven Geschmack und kann sparsam zum Würzen
von Salaten eingesetzt werden.*

Asiatisches Mischgemüse

• • •

2 Portionen
Zubereitungszeit: ca. 30 Min.

- *4 getrocknete Mu-Err-Pilze*
- *1 Möhre (ca. 100 g)*
- *¹/₂ Bund Frühlingszwiebeln*
- *1 kleiner Chinakohl (ca. 100 g)*
- *1 rote Paprikaschote*
- *2 Stangen Staudensellerie (ca. 100 g)*
- *1 St. Ingwerknolle (ca. 2 cm)*
- *4 EL Sojasauce*
- *4 EL Sherry (extra dry)*
- *Korianderpulver*
- *Kreuzkümmelpulver*
- *Kurkumapulver*
- *Currypulver*
- *Salz, Pfeffer*
- *1 EL Sesamöl*
- *1 TL geröstete Sesamsamen*

1. Die Mu-Err-Pilze für etwa 15 Minuten in warmem Wasser einweichen.

2. Inzwischen das Gemüse putzen, waschen oder schälen und in feine Streifen schneiden. Den Ingwer schälen und fein würfeln.

3. Die eingeweichten Pilze abtropfen lassen und ebenfalls in feine Streifen schneiden. Sie mit der Sojasauce, dem Sherry sowie den Gewürzen aufkochen und zugedeckt etwa 5 Minuten köcheln lassen.

4. Nun die Gemüsestreifen hinzugeben und bei Bedarf etwas Wasser hinzufügen. Das Ganze weitere 3 Minuten köcheln lassen. Das Gemüse sollte noch bißfest sein.

5. Vor dem Servieren das Sesamöl unter das Mischgemüse rühren und mit dem Sesamsamen bestreuen.

180 kcal / 7 g E / 8 g F / 12 g verwertbare KH / 0 KHE / 7 g BS

Variation

Mu-Err-Pilze sind asiatische Baumpilze. Man bekommt sie in Asiengeschäften oder in Feinkostabteilungen. Sie können natürlich auch Champignons oder andere Pilze verwenden.

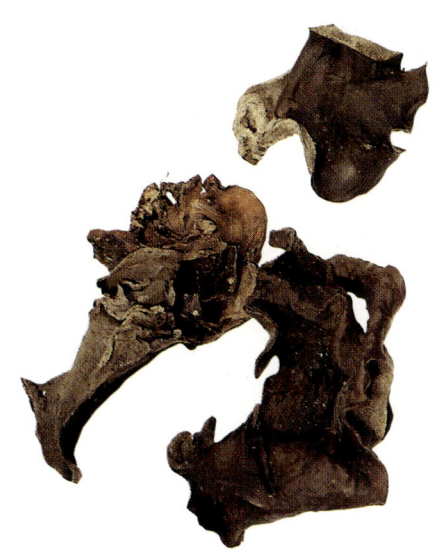

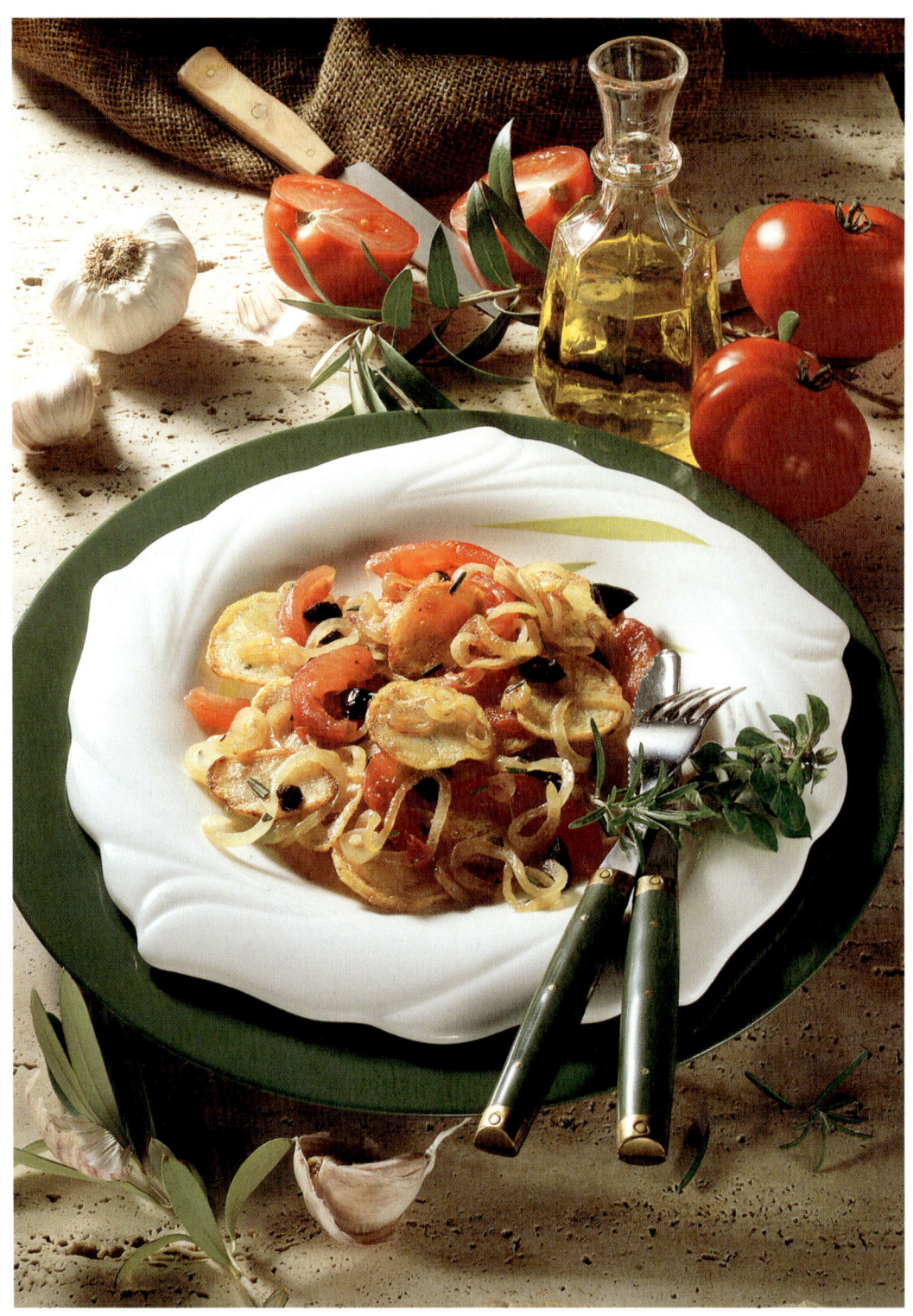

Salate, Gemüse, Beilagen und Saucen

Provenzalische Kartoffeln

2 Portionen
Zubereitungszeit: ca. 40 Min.

- 300 g Fleisch-
  tomaten
- 40 g schwarze
  Oliven ohne
  Stein
- 4 Knoblauch-
  zehen

- 2 Zwiebeln
- 4 Kartoffeln
  (ca. 320 g)
- 1 EL Olivenöl
- Salz, Pfeffer
- Oregano
- Rosmarin

1. Die Tomaten über Kreuz einritzen, kurz in kochendes Wasser tauchen, abschrecken und enthäuten. Dann die Stielansätze herausschneiden. Die Tomaten nun halbieren, entkernen und in feine Streifen schneiden.

2. Die Oliven grob hacken. Die Knoblauchzehen sowie die Zwiebeln schälen und in dünne Scheiben schneiden.

3. Die Kartoffeln schälen und in sehr dünne Scheiben schneiden. Das Olivenöl in einer beschichteten Pfanne erhitzen und die Kartoffeln, die Zwiebeln sowie den Knoblauch darin in etwa 30 Minuten braten, dabei ab und zu wenden.

4. Wenn die Kartoffeln gar und goldbraun sind, die Tomaten und die Oliven hinzugeben. Das Ganze mit Salz, Pfeffer, Rosmarin sowie Oregano würzen und vorsichtig miteinander mischen.
(auf dem Foto links)

270 kcal / 6 g E / 9 g F / 38 g verwertbare KH /
ca. 2 KHE / 5 g BS

Gemüsereis

2 Portionen
Zubereitungszeit: ca. 45 Min.

- 2 Zwiebeln
- 4 Knoblauch-
  zehen
- 1 EL Öl
- 1 EL Tomaten-
  mark
- 2 Lorbeerblätter
- 1 TL Piment-
  körner
- 60 g Naturreis

- 200 ml Gemüse-
  brühe (aus
  Instantpulver)
- 1 Zucchini
  (ca. 100 g)
- 1 Möhre
  (ca. 100 g)
- 1 Paprikaschote
  (ca. 100 g)
- Salz, Pfeffer

1. Die Zwiebeln und die Knoblauchzehen schälen und fein würfeln. Das Öl in einem Topf erhitzen und die Zwiebel- und Knoblauchwürfelchen darin anschwitzen. Das Tomatenmark sowie die Gewürze hinzugeben und ebenfalls anschwitzen.

2. Den Reis sowie die Gemüsebrühe hineingeben, das Ganze einmal aufkochen und zugedeckt bei schwacher Hitze garziehen lassen.

3. In der Zwischenzeit das Gemüse putzen, waschen und in kleine Würfel schneiden. Nach etwa 25 Minuten Garzeit die Gemüsewürfel zum Reis geben. Alles mit Salz sowie Pfeffer abschmecken und das Gericht in etwa 15 Minuten fertiggaren.

240 kcal / 6 g E / 7 g F / 36 g verwertbare KH /
ca. 2 KHE / 5 g BS

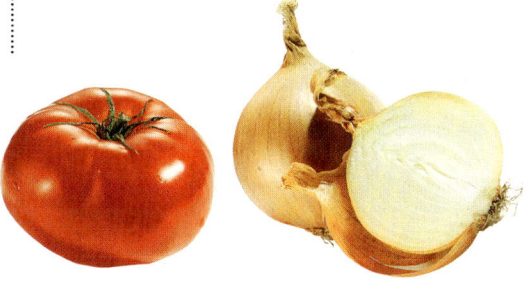

Salate, Gemüse, Beilagen und Saucen

Kräuterpolenta

• • •

2 Portionen
Zubereitungszeit: ca. 20 Min.

- ¹/₂ l Wasser
- 1 Gemüse-brühwürfel
- 120 g Maisgrieß
- Pfeffer, geriebene Muskatnuß
- 2 EL Butter
- 2 EL geriebener Parmesan
- 4 EL gehackte Gartenkräuter

1. Das Wasser zusammen mit dem Brühwürfel aufkochen. Den Maisgrieß in das kochende Wasser hineinrühren. Das Ganze mit Muskat sowie Pfeffer würzen und unter ständigem Rühren etwa 5 Minuten bei schwacher Hitze köcheln lassen.

2. Die Butter, den Parmesan sowie die Kräuter in den Maisbrei hineinrühren und die Kräuterpolenta noch dampfend servieren.
Paßt zu Paprikagulasch (S. 71).

340 kcal / 10 g E / 11 g F / 46 g verwertbare KH / ca. 3 KHE / 4 g BS

Paprikasauce

• • •

2 Portionen
Zubereitungszeit: ca. 10 Min.

- ¹/₂ grüne Paprikaschote (ca. 50 g)
- 1 St. Salatgurke (ca. 50 g)
- 1 TL Olivenöl
- ¹/₄ Knoblauch-zehe
- ¹/₄ Zwiebel
- Salz, Pfeffer

1. Die Paprikaschote waschen, halbieren und entkernen. Die Salatgurke schälen, der Länge nach halbieren und mit Hilfe eines Löffels entkernen. Die Knoblauchzehe und die Zwiebel schälen.

2. Alle Zutaten in den Mixer geben und darin fein pürieren.

3. Je nach Verwendung die Sauce kühl stellen oder bei mittlerer Hitze erwärmen. Paßt zu Teigwaren und zu kaltem Fleisch.

30 kcal / 1 g E / 3 g F / 1 g verwertbare KH / 0 KHE / 1 g BS

Variation

Für eine rote Paprikasauce können Sie rote Paprikaschoten verwenden.

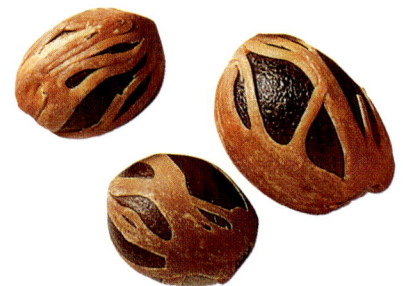

Kalte Tomatensauce

● ● ●

2 Portionen
Zubereitungszeit: ca. 15 Min.

- *250 g Tomaten*
- *1 TL Öl*
- *¼ Zwiebel*
- *Salz, Pfeffer*
- *1 Zweig Basilikum*
- *flüssiger Süßstoff*
- *1 EL Schnittlauchröllchen*

1. Die Tomaten über Kreuz einritzen, kurz in kochendes Wasser tauchen, abschrecken und enthäuten. Sie von den Stielansätzen befreien, halbieren und entkernen.

2. Die Tomaten nun zusammen mit dem Öl im Mixer pürieren oder mit einem großen Messer fein hacken. Die Zwiebel schälen und ebenfalls fein hacken. Das Basilikum waschen, trockentupfen und die Blättchen abzupfen. Sie dann in sehr feine Streifen schneiden.

3. Die Tomatensauce mit den Zwiebeln, dem Basilikum, Salz, Pfeffer und Süßstoff nach Belieben abschmecken.
Paßt zu kaltem Fleisch, gebackenem Gemüse und zu Nudelgerichten.

60 kcal / 2 g E / 3 g F / 4 g verwertbare KH / 0 KHE / 3 g BS

Tip

Die Tomatensauce können Sie natürlich auch erhitzen und zu warmen Gerichten servieren.

Frankfurter Grüne Sauce

● ● ●

2 Portionen
Zubereitungszeit: ca. 15 Min.

- *100 g Naturjoghurt (3,5% Fett)*
- *3 EL feingehackte Gartenkräuter (Petersilie, Kerbel, Pimpernell, Estragon, Sauerampfer, Dill und Schnittlauch)*
- *1 TL Öl*
- *Salz, Pfeffer*
- *1 TL Zitronensaft*
- *1 TL Worcestersauce*

1. Den Joghurt mit den Kräutern und dem Öl glattrühren.

2. Das Ganze mit Salz und Pfeffer sowie mit dem Zitronensaft und der Worcestersauce abschmecken.
Paßt zu hart gekochten Eiern, kaltem Gemüse und kalten Fisch- und Fleischgerichten.

50 kcal / 3 g E / 3 g F / 3 g verwertbare KH / 0 KHE / 1 g BS

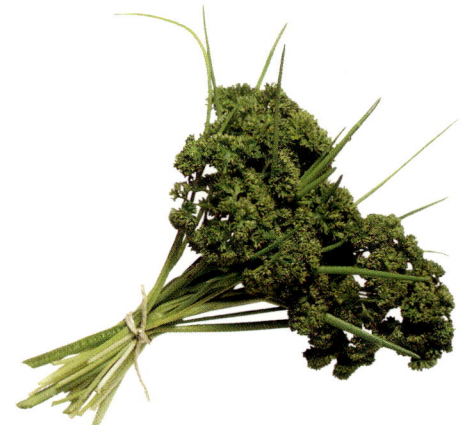

Suppen und kleine Gerichte

Brokkolisuppe

2 Portionen
Zubereitungszeit: ca. 45 Min.

- *3 EL Naturreis (ca. 30 g)*
- *600 ml Gemüsebrühe aus Instantpulver*
- *160 g Brokkoli*
- *Salz, Pfeffer*
- *geriebene Muskatnuß*
- *1 EL gehackte Petersilie*

Tip

Diese Suppe ist trotz der wenigen Kalorien sehr sättigend und kann daher schon einmal als eigenständige Mahlzeit gegessen werden, wenn Sie eine Reduktionsdiät machen.

Variationen

- *Sollte Ihnen die Suppe zu fettarm sein, können Sie pro Person noch etwa 1/2 Eßlöffel Butter oder 1 Eßlöffel Sahne hinzugeben.*
- *Sie können den Brokkoli durch jedes andere Gemüse, z. B. Blumenkohl, ersetzen.*

1. Den Naturreis und die Gemüsebrühe in einen Topf geben und zugedeckt etwa 25 Minuten köcheln lassen.

2. Den Brokkoli putzen. Die Röschen und die zarten Stiele waschen. Beides in die Brühe geben und in etwa 15 Minuten weich kochen.

3. Das Ganze nun im Mixer pürieren und mit den Gewürzen abschmecken. Vor dem Servieren mit der Petersilie bestreuen.

80 kcal / 3 g E / 2 g F / 13 g verwertbare KH / ca. 1 KHE / 3 g BS

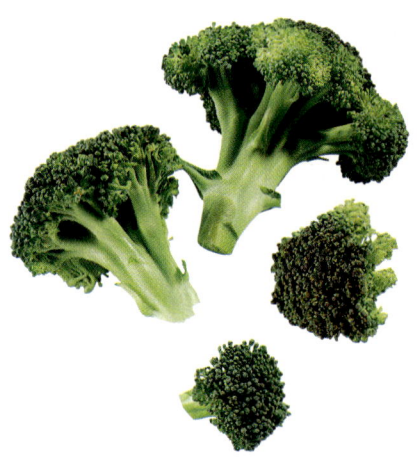

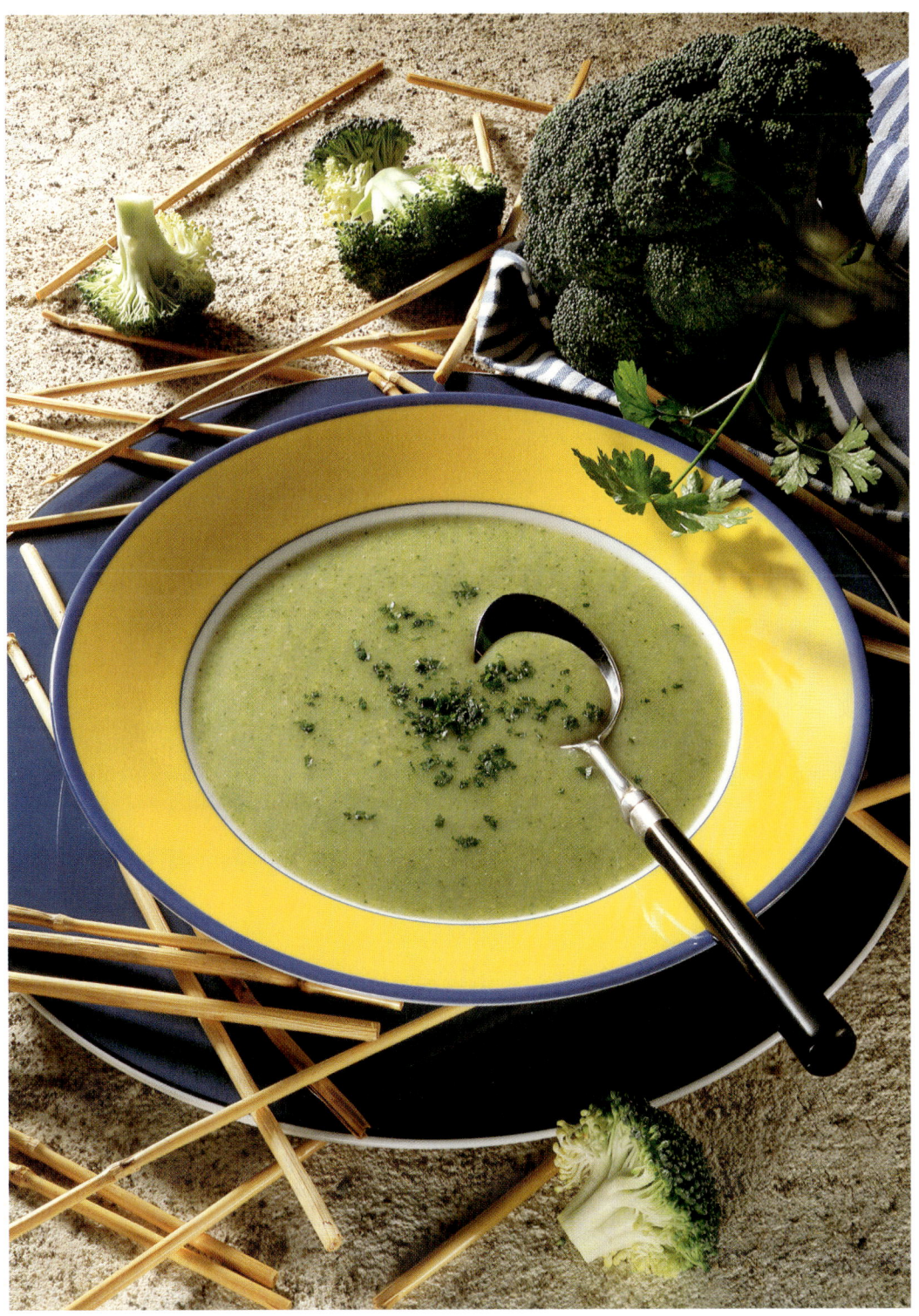

Suppen und kleine Gerichte

Gemüse-Joghurt-Suppe

● ● ●

2 Portionen
Zubereitungszeit: ca. 20 Min.

- 1 Zucchini
  (ca. 100 g)
- 1 rote Paprika-
  schote
  (ca. 100 g)
- 2 Knoblauch-
  zehen
- 200 ml Gemüse-
  brühe aus
  Instantpulver
- 250 g Naturjo-
  ghurt (1,5% F.)
- einige Bärlauch-
  blätter
- Salz, Pfeffer
- 2 EL gehackte
  Petersilie

1. Die Zucchini und die Paprika waschen und putzen. Knoblauchzehen schälen. Alles in feine Würfel schneiden.

2. Die Gemüsebrühe aufkochen, die Würfelchen hineingeben und 5 Minuten köcheln lassen.

3. Den Joghurt glattrühren. Die Bärlauch-blätter waschen, in feine Streifen schnei-den und zusammen mit dem Joghurt in die Suppe geben.

4. Die Suppe mit Salz, Pfeffer und Petersi-lie abschmecken und lauwarm servieren.

80 kcal / 7 g E / 1 g F / 9 g verwertbare KH / ca. ½ KHE / 2 g BS

Tip

Statt Bärlauch können Sie auch Schnitt-lauch, Lauchzwiebeln oder andere Kräu-ter nach Ihrem Geschmack verwenden.

Knoblauch-Zwiebel-Suppe

● ● ●

2 Portionen
Zubereitungszeit: ca. 25 Min.

- 4 Knoblauch-
  zehen
- 2 Zwiebeln
- 2 rote Zwiebeln
- 1 Bund Früh-
  lingszwiebeln
- 2 EL Olivenöl
- 600 ml Kalbs-
  fond (aus dem
  Glas)
- Salz, Pfeffer
- 1 TL geriebener
  Meerrettich
- 100 ml Weißwein

1. Den Knoblauch und die Zwiebeln schälen. Die Frühlingszwiebeln putzen und waschen. Alles in feine Streifen schneiden.

2. In einem Topf das Olivenöl erhitzen und die vorbereiteten Zutaten darin glasig anschwitzen. Das Ganze mit dem Kalbs-fond auffüllen und zugedeckt etwa 10 Mi-nuten bei mittlerer Hitze köcheln lassen.

3. Die Suppe mit Salz, Pfeffer und Meer-rettich würzen und mit dem Weißwein verfeinern. Nochmals aufkochen lassen und sofort servieren.
Dazu paßt Vollkornbrot (KHE berech-nen).

320 kcal / 12 g E / 18 g F / 18 g verwertbare KH / 0 KHE / 4 g BS

Variation

Falls Sie keinen Kalbsfond verwenden möchten, können Sie die Suppe mit der gleichen Menge Gemüsebrühe zubereiten.

Suppen und kleine Gerichte

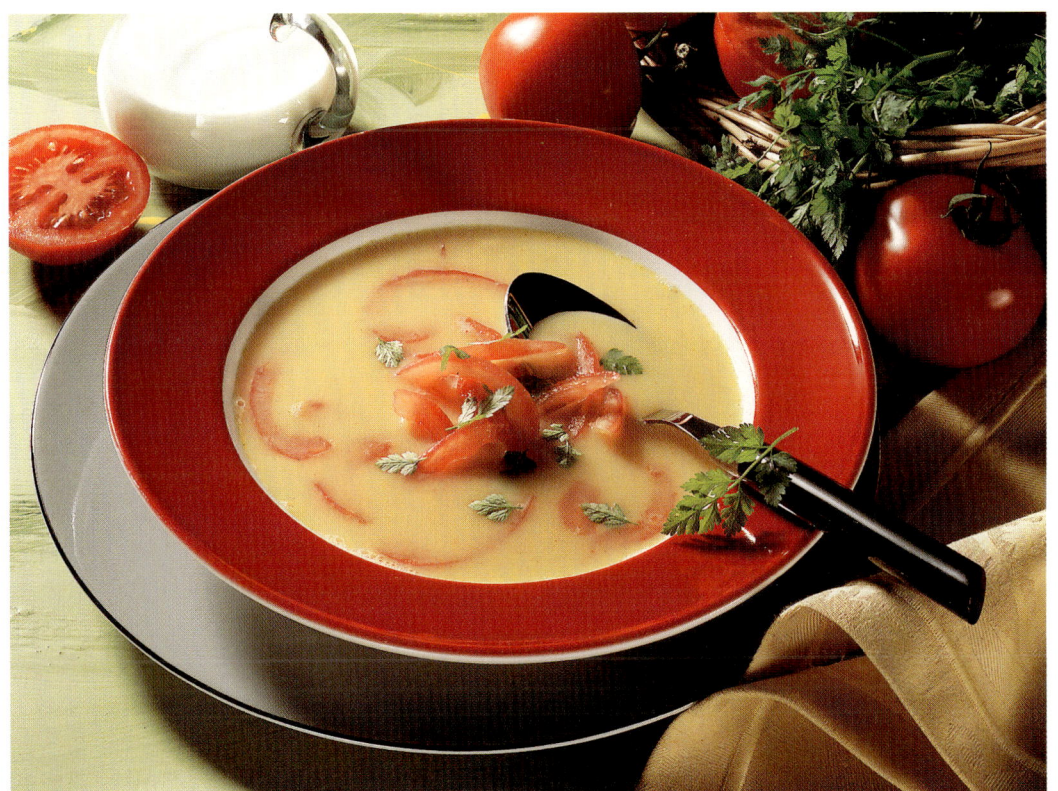

Legierte Gemüsebrühe mit Tomaten

• • •

2 Portionen
Zubereitungszeit: ca. 20 Min.

• *200 g Tomaten*
• *400 ml Gemüsebrühe (aus Instantpulver)*
• *1 Eigelb*

• *60 ml Milch (3,5% F.)*
• *geriebene Muskatnuß*
• *Salz, Pfeffer*
• *einige Kerbelblättchen*

1. Die Tomaten über Kreuz einritzen, kurz in kochendes Wasser tauchen, abschrecken und enthäuten. Sie von den Stielansätzen befreien, vierteln, entkernen und in feine Streifen schneiden.

2. Die Gemüsebrühe in einem Topf aufkochen. Das Eigelb mit der Milch verrühren und in die heiße, aber nicht mehr kochende Gemüsebrühe einrühren.

3. Die Suppe mit Salz, Pfeffer und Muskat abschmecken und nicht mehr kochen lassen, da sonst das Eigelb gerinnt.

4. Die Tomatenstreifen als Einlage in die Suppe geben und mit den Kerbelblättchen bestreuen.

92 kcal / 4 g E / 6 g F / 5 g verwertbare KH / 0 KHE / 2 g BS

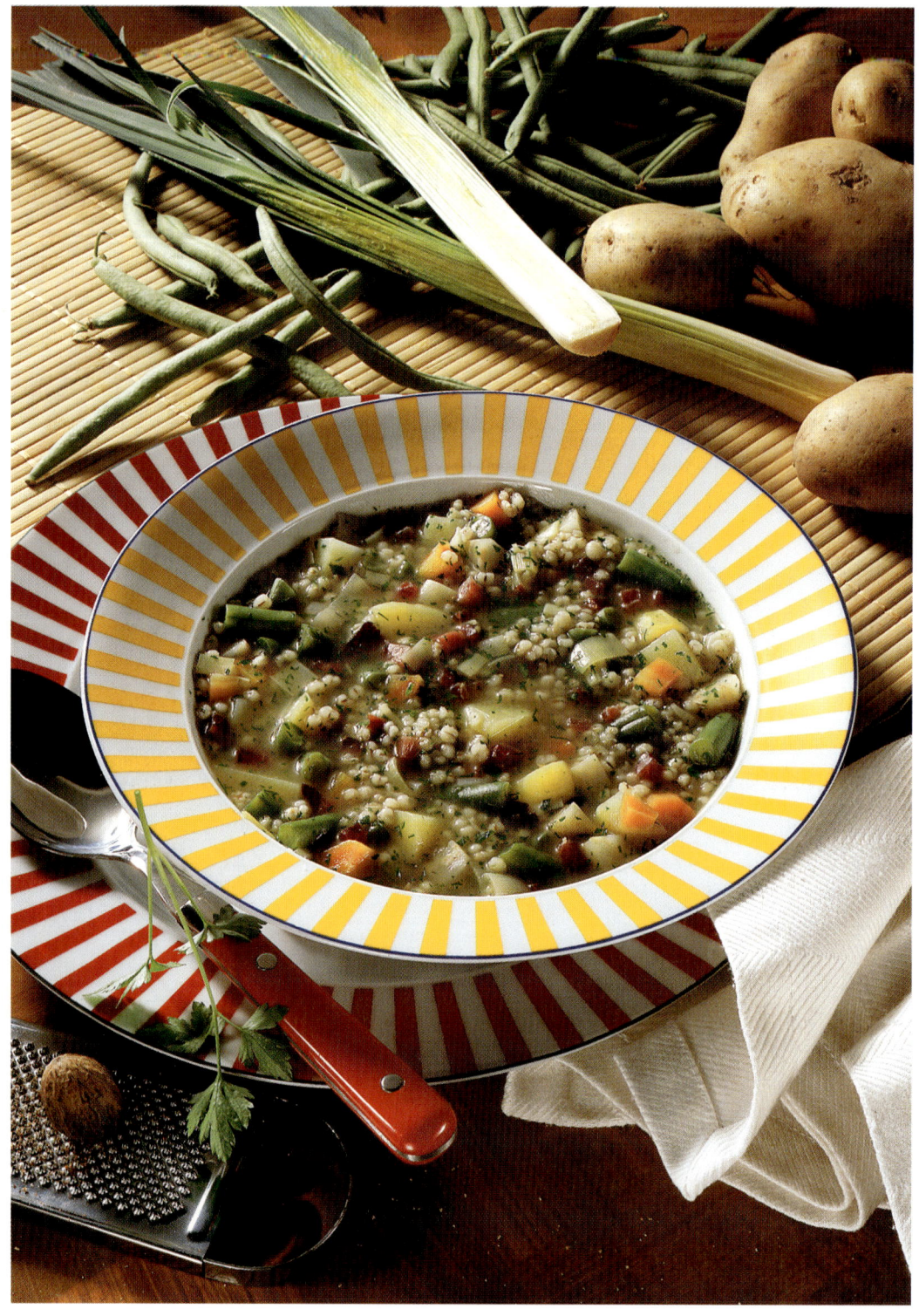

Graupensuppe
mit Bündner Fleisch

● ● ●

2 Portionen
Zubereitungszeit: ca. 50 Min.

- *2 EL Perlgraupen*
- *400 ml Kalbs-fond (aus dem Glas)*
- *1/2 kleine Möhre (ca. 20 g)*
- *1 St. Lauch (ca. 20 g)*
- *1 St. Sellerie-knolle (ca. 20 g)*
- *80 g grüne TK-Bohnen*
- *1 Kartoffel (ca. 80 g)*
- *Salz, Pfeffer, Muskat*
- *40 g Bündner Fleisch*
- *2 EL gehackte Petersilie*
- *2 TL gehackter Dill*
- *1/2 TL Bohnen-kraut*
- *2 EL Butter*

1. Die Perlgraupen und den Kalbsfond in einen Topf geben und zugedeckt etwa 20 Minuten bei mittlerer Hitze köcheln lassen.

2. Inzwischen Möhre, Lauch und Sellerie putzen und waschen. Die Kartoffel schälen. Das Gemüse, die Kartoffel sowie die Bohnen in kleine Stücke schneiden und in die Suppe geben. Das Ganze mit Salz, Pfeffer sowie Muskat würzen und weitere 10 Minuten kochen lassen, bis die Kartoffeln und das Gemüse gar sind.

3. Das Bündner Fleisch in kleine Würfel schneiden und zusammen mit den Kräu-tern sowie der Butter in die Suppe geben. *(auf dem Foto links)*

240 kcal / 15 g E / 11 g F / 19 g verwertbare KH / ca. 1 KHE / 5 g BS

Pikanter
Melonencocktail

● ● ●

2 Portionen
Zubereitungszeit: ca. 15 Min.

- *1/2 Honigmelone (ca. 200 g)*
- *60 g Champi-gnons*
- *2 Scheiben Kochschinken (ca. 40 g) ohne Fettrand*
- *100 g Naturjo-ghurt (3,5% F.)*
- *1 TL gehackter Dill*
- *1 TL Zitronen-saft*
- *Salz, Pfeffer*
- *einige Tropfen Sojasauce*
- *einige Tropfen Angostura Bitter*

1. Die Melone entkernen und aus der Schale herausschneiden. Sie dann würfeln und in 2 Cocktailgläser verteilen.

2. Die Champignons putzen, vorsichtig abreiben oder waschen und in feine Schei-ben schneiden. Diese auf den Melonen-würfeln verteilen. Den Schinken fein würfeln und zu den Champignons geben.

3. Den Joghurt glattrühren und mit dem Dill, Zitronensaft, Salz, Pfeffer sowie einigen Tropfen Sojasauce und Angostura Bitter abschmecken. Ihn auf dem Schin-ken verteilen und den Cocktail gut gekühlt servieren.

90 kcal / 8 g E / 2 g F / 9 g verwertbare KH / ca. 1 KHE / 2 g BS

Tip

Angostura Bitter ist ein Würzbranntwein, der aus verschiedenen Extrakten, Kräu-tern und Gewürzen hergestellt wird. Eine kleine Menge davon genügt bereits, um den Geschmack dieses erfrischenden Cocktails zu vollenden.

Suppen und kleine Gerichte

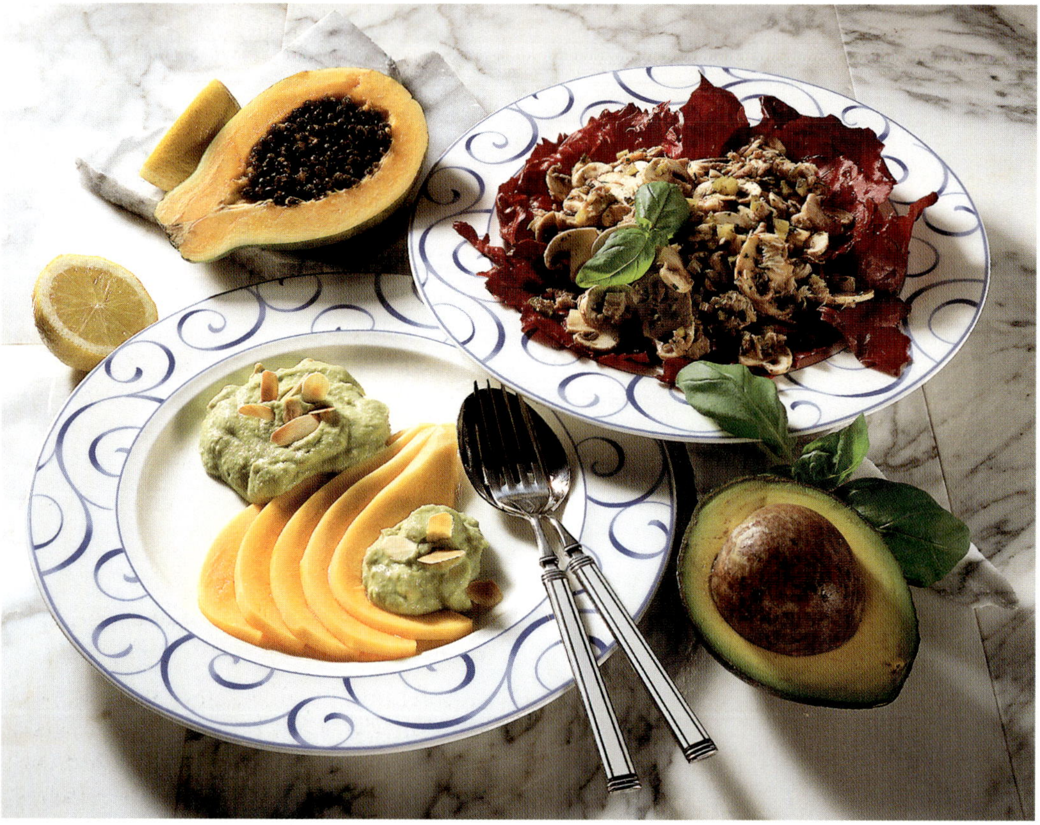

Papaya mit Avocadomus

* * *

2 Portionen
Zubereitungszeit: ca. 15 Min.

- *2 Papayas (ca. 500 g)*
- *1 reife Avocado*
- *100 g Naturjoghurt (3,5% F.)*
- *2 TL Zitronensaft*
- *1 EL geröstete Mandelblättchen*
- *Salz, Pfeffer*

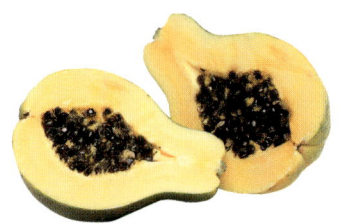

1. Die gut gekühlten Papayas schälen und halbieren. Sie entkernen und mit einem dünnen Messer fächerartig einschneiden.

2. Die Avocado schälen, vom Kern befreien und das Fruchtfleisch durch ein Sieb streichen. Das Avocadomus mit Joghurt, Zitronensaft und der Hälfte der Mandelblättchen glattrühren. Mit Salz und Pfeffer abschmecken.

3. Das Mus auf 2 Tellern mit den Papayafächern sowie den restlichen Mandelblättchen anrichten.
(auf dem Foto: links)

260 kcal / 6 g E / 17 g F / 19 g verwertbare KH / ca. 1 KHE / 8 g BS

Champignonsalat mit Räuchermakrele

* * *

2 Portionen
Zubereitungszeit: ca. 20 Min.

- 400 g Champignons
- 200 g geräuchertes Makrelenfilet
- 100 g Gewürzgurken
- 2 Zweige Basilikum
- 2 EL Balsamicoessig
- 2 EL Olivenöl
- 1 EL gehackte Petersilie
- Salz, Pfeffer
- 2 TL Worcestershiresauce
- einige Radicchioblätter

1. Die Champignons putzen, vorsichtig abreiben oder waschen und in feine Scheiben schneiden. Das Makrelenfilet sowie die Gurken fein würfeln und zu den Champignons geben.

2. Den Basilikum waschen und trockentupfen. Die Basilikumblättchen von den Zweigen zupfen und fein hacken. Essig, Öl, Gewürze und die gehackten Kräuter miteinander verrühren. Die Sauce auf den Salat geben und das Ganze miteinander vermischen.

3. Die Radicchioblätter putzen, waschen, trockentupfen und auf 2 Tellern ausbreiten. Den Champignonsalat darauf dekorativ anrichten.
(auf dem Foto: rechts)

430 kcal / 34 g E / 28 g F / 4 g verwertbare KH / 0 KHE / 6 g BS

Matjessalat auf Vollkornbrot

* * *

2 Portionen
Zubereitungszeit: ca. 15 Min.

- 60 g Matjesfilet
- 1/2 Apfel (ca. 40 g)
- 1/2 Paprikaschote (ca. 40 g)
- 1 kleine Zwiebel
- 1 EL Senf
- 1 EL gehackte Petersilie
- Pfeffer
- 1 Scheibe Vollkornbrot (ca. 60 g)
- einige Salatblätter
- 1 EL Schnittlauchröllchen

1. Die Matjesfilets unter kaltem Wasser abspülen und fein würfeln.

2. Apfel und Paprika waschen und entkernen. Die Zwiebel schälen. Alles fein würfeln und zu den Matjesstücken geben. Mit dem Senf, der Petersilie und etwas Pfeffer pikant abschmecken.

3. Die Brotscheiben vierteln und mit Salatblättern belegen. Den Matjessalat darauf geben und das Ganze mit Schnittlauchröllchen garnieren.

180 kcal / 15 g E / 5 g F / 16 g verwertbare KH / ca. 1 KHE / 5 g BS

Tip

Statt Matjes können Sie auch Bismarckhering oder Räuchermakrele verwenden.

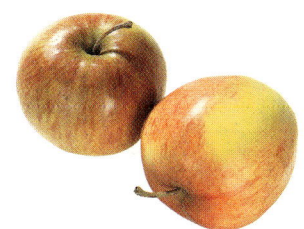

Lachstatar auf Vollkorntoast

. . .

2 Portionen
Zubereitungszeit: ca. 15 Min.

- *80 g Wildlachs-
  filet (ersatzweise
  Forelle oder
  Makrele)*
- *1/4 Zwiebel*
- *1 Gewürzgurke
  (ca. 40 g)*
- *1 St. Staudensel-
  lerie (ca. 5 cm)*
- *1 EL gehackter
  Dill*
- *Salz, Pfeffer*
- *1 EL Zitronen-
  saft*
- *1 EL Cognac*
- *2 Scheiben
  Vollkorntoastbrot
  (ca. 50 g)*

1. Das Lachsfilet mit einem großen Messer in kleine Stücke schneiden und dann fein hacken.

2. Die Zwiebel schälen, den Staudensellerie putzen und waschen. Diese Zutaten sowie die Gewürzgurke in sehr feine Würfel schneiden.

3. Alle Gemüsewürfel unter den Lachs mischen und mit Salz, Pfeffer, Zitronensaft und Cognac verkneten.

4. Die Brotscheiben goldbraun toasten und das Lachstatar darauf streichen.

170 kcal / 11 g E / 7 g F / 13 g verwertbare KH /
ca. 1 KHE / 2 g BS

Tip

*Staudensellerie können Sie hervorragend
bei allen Gerichten verwenden, in denen
Sie ansonsten die rohe Sellerieknolle einsetzen. Er hat ein feineres Aroma und
eignet sich besonders gut für Salate.*

Avocado mit Hüttenkäse

. . .

2 Portionen
Zubereitungszeit: ca. 10 Min.

- *1/2 rote Paprika-
  schote
  (ca. 40 g)*
- *2 EL Schnitt-
  lauchröllchen*
- *80 g Hüttenkäse*
- *schwarzer Pfeffer*
- *1 Avocado
  (ca. 160 g)*
- *1 TL Zitronen-
  saft*
- *2 Scheiben
  Vollkornbrot
  (ca. 120 g)*

1. Die Paprikaschote waschen, putzen, entkernen, fein würfeln und zusammen mit den Schnittlauchröllchen unter den Hüttenkäse mischen. Das Ganze mit schwarzem Pfeffer würzen.

2. Die Avocado halbieren, den Kern herauslösen und das Fruchtfleisch mit dem Zitronensaft beträufeln.

3. Den Hüttenkäse in die Avocadohälften füllen und zusammen mit dem Vollkornbrot servieren.

350 kcal / 13 g E / 17 g F / 30 g verwertbare KH /
ca. 2 KHE / 5 g BS

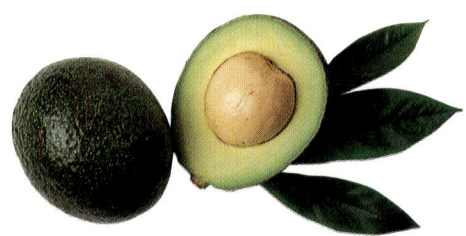

Tip

*Sollten Sie nur unreife Avocados bekom-
men, so wickeln Sie diese in Zeitungspa-
pier ein, und lassen Sie sie bei Zimmertemperatur nachreifen. Wenn man die
Früchte mit dem Finger leicht eindrücken
kann, sind Avocados reif.*

Suppen und kleine Gerichte

Kichererbsen in Kräuterdressing

● ● ●

2 Portionen
Zubereitungszeit: ca. 20 Min.

- *1 Kästchen Kresse (ca. 40 g)*
- *einige Sauerampferblätter*
- *100 g Naturjoghurt (3,5% F.)*
- *1 EL Öl*
- *1 EL Zitronensaft*
- *1 EL Sojasauce*
- *1 EL gehackte Petersilie*
- *1 EL Schnittlauchröllchen*
- *1 EL Zwiebelwürfel*
- *Salz, Pfeffer*
- *50 g Kichererbsenkeimlinge*
- *20 g Bündner Fleisch*

Tip

Bereiten Sie im Sommer Ihre spezielle Kräutermischung auf Vorrat zu. Hacken Sie die frischen Kräuter, drücken Sie diese in den Eiswürfelbereiter und bedecken sie mit etwas kaltem Gemüsefond. Frieren Sie die so vorbereiteten Kräuter ein, und entnehmen Sie sie je nach Bedarf.

Variationen

● *Statt der Kichererbsenkeimlinge können Sie jede Art von Keimlingen, z.B. Mungobohnen- oder Weizenkeimlinge, verwenden.*

● *Sollten Sie die Keimlinge nicht selbst ziehen und sie nicht im Reformhaus bekommen, so verwenden Sie getrocknete Kichererbsen. Diese sollten Sie über Nacht einweichen und dann in reichlich Flüssigkeit gar kochen. Die Garzeit beträgt 1¹/₂ bis 2 Stunden.*

1. Die Kresse abschneiden, kurz abspülen, abtropfen lassen und auf 2 Tellern verteilen. Die Sauerampferblättchen waschen, trockentupfen und fein hacken.

2. Den Joghurt mit Öl, Zitronensaft, Sojasauce, Kräutern, Zwiebelwürfeln und den Gewürzen glattrühren.

3. Die Kichererbsenkeimlinge kurz abspülen, abtropfen lassen und unter die Sauce mischen. Das Ganze auf der Kresse verteilen.

4. Das Bündner Fleisch fein würfeln und auf den Salat streuen

130 kcal / 9 g E / 6 g F / 9 g verwertbare KH / ca. ¹/₂ KHE / 2 g BS

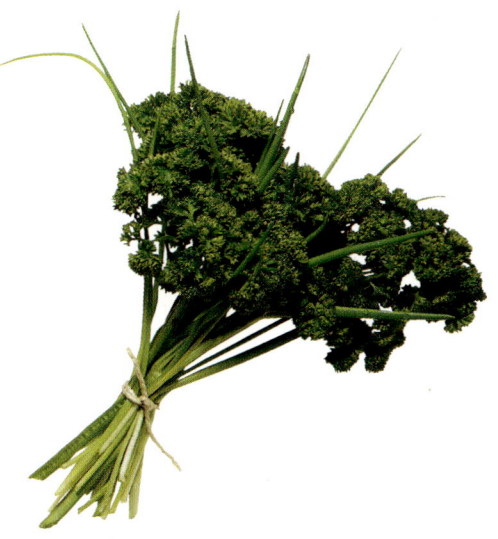

Suppen und kleine Gerichte

Bunter Tofusalat

• • •

2 Portionen
Zubereitungszeit: ca. 1¹/₄ Std.
(davon 1 Std. Marinierzeit)

- *120 g Räuchertofu*
- *¹/₂ Paprikaschote (ca. 80 g)*
- *1 Bund Radieschen*
- *80 g Champignons*
- *1 Zwiebel*
- *2 Knoblauchzehen*
- *4 Zweige Basilikum*
- *2 EL Olivenöl*
- *2 EL Rotweinessig*
- *2 EL Sojasauce*
- *Salz, Pfeffer*
- *4 Scheiben Vollkornknäckebrot (ca. 40 g)*

1. Den Räuchertofu fein würfeln. Das Gemüse putzen. Die Champignons vorsichtig abreiben oder ebenso wie das andere Gemüse waschen. Die Zwiebel und die Knoblauchzehen schälen. Alle vorbereiteten Zutaten fein würfeln und zusammen mit dem Tofu in eine Schüssel geben.

2. Das Basilikum waschen, trockentupfen, die Blättchen von den Stielen zupfen und in die Schüssel geben.
Das Olivenöl mit Essig, Sojasauce, Salz und Pfeffer glattrühren und auf den Salat geben.

3. Das Ganze durchmischen und etwa 1 Stunde im Kühlschrank ziehen lassen.

4. Den Tofusalat zusammen mit dem Knäckebrot servieren.

240 kcal / 10 g E / 13 g F / 16 g verwertbare KH / ca. 1 KHE / 6 g BS

Variation

Falls Sie den Räuchergeschmack nicht mögen, nehmen Sie geschmacksneutralen Tofu.

Geschmorte Champignons mit Frühlingszwiebeln

• • •

2 Portionen
Zubereitungszeit: ca. 45 Min.

- *300 g Champignons*
- *1 Bund Frühlingszwiebeln*
- *100 ml Rotwein*
- *Salz, Pfeffer, Thymian*
- *¹/₂ kleine Möhre*
- *¹/₂ kleine Stange Lauch*
- *1 EL Öl*
- *30 g Kochschinken*
- *2 EL gehackte Petersilie*

1. Den Backofen auf 200° C vorheizen. Die Champignons sowie die Frühlingszwiebeln putzen. Champignons vorsichtig abreiben oder ebenso wie die Frühlingszwiebeln waschen. Die Zwiebelknollen und die Champignons je nach Größe halbieren oder vierteln. Beides in einen kleinen, feuerfesten Topf geben und mit dem Rotwein übergießen. Das Ganze mit Salz, Pfeffer und Thymian würzen und zugedeckt im Ofen etwa 30 Minuten garen.

2. In der Zwischenzeit Möhre und Lauch putzen, schälen oder waschen und fein würfeln. Das Öl in einer beschichteten Pfanne erhitzen und beides darin leicht anschwitzen. Den Schinken fein würfeln und zusammen mit der gehackten Petersilie zum Gemüse in die Pfanne geben.

3. Das Ganze unter die fertig gegarten Champignons mischen und sehr heiß servieren.
Dazu paßt Gemüsereis (Rezept S. 53), KHE berechnen.

160 kcal / 8 g E / 6 g F / 9 g verwertbare KH / 0 KHE / 7 g BS

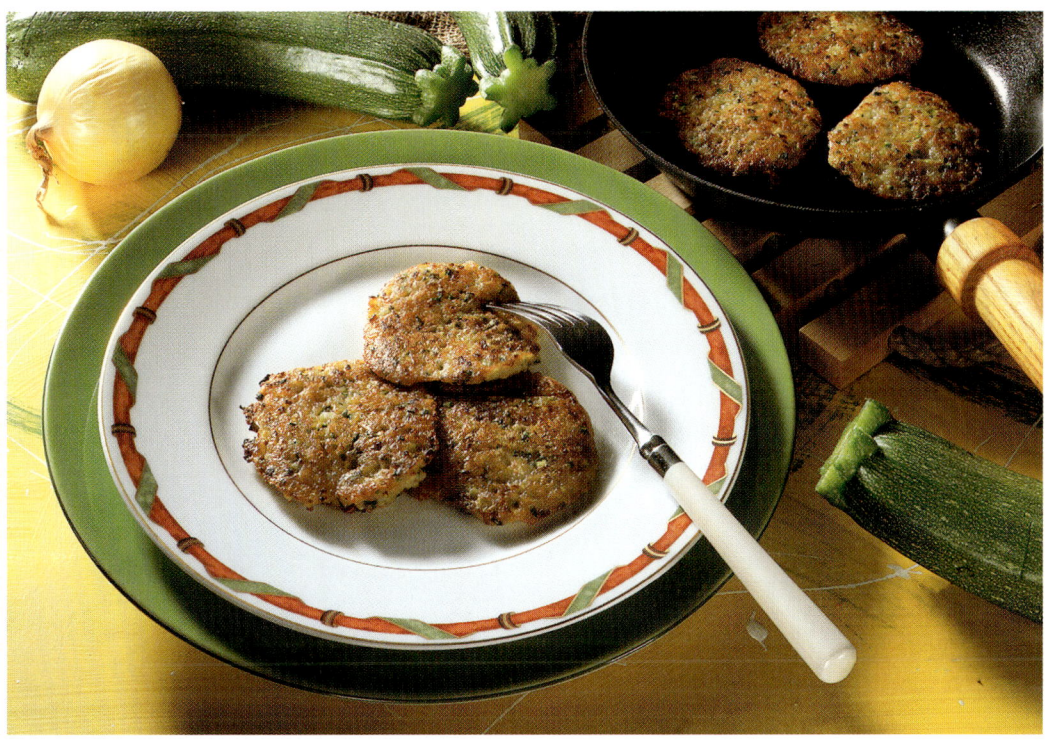

Kartoffel-Zucchini-Puffer

• • •

2 Portionen
Zubereitungszeit: ca. 20 Min.

- *1 Zucchini (ca. 200 g)*
- *2 kleine Zwiebeln*
- *4 Kartoffeln (ca. 320 g)*
- *1 Ei*
- *2 EL Weizenvollkornmehl*
- *2 EL Schnittlauchröllchen*
- *Salz, Pfeffer, geriebene Muskatnuß*
- *2 EL Öl*

1. Die Zucchini putzen und waschen. Die Zwiebeln schälen. Beides fein würfeln.

2. Die Kartoffeln schälen, fein reiben und mit dem Ei, dem Mehl und dem zerkleinerten Gemüse mischen.

3. Die Masse mit Schnittlauch, Salz, Pfeffer und Muskat würzen. Das Öl in einer beschichteten Pfanne erhitzen und darin aus der Masse portionsweise kleine Kartoffelpuffer ausbacken.

340 kcal / 11 g E / 14 g F / 39 g verwertbare KH / ca. 2½ KHE / 9 g BS

Variation

Statt Zucchini können Sie auch geraspelte Möhren, Äpfel oder sehr fein geschnittene Lauchstreifen hinzufügen.

Hauptgerichte

Schweinefilet mit Pilzen

• • •

2 Portionen
Zubereitungszeit: ca. 30 Min.

- 200 g Schweine-
  filet
- 1 Rosmarinzweig
- 1 kleine Zwiebel
- 250 g Waldpilze
  (z.B. Steinpilze
  oder Waldcham-
  pignons)
- 2 EL Öl
- Salz, Pfeffer
- geriebene
  Muskatnuß
- 1 EL Schnitt-
  lauchröllchen

Variationen

● *Statt Schweinefilet können Sie auch
Geflügelfleisch, Kalbs- oder Rinderfilet
verwenden.*
● *Natürlich können Sie statt der Waldpilze auch die gleiche Menge Zuchtpilze,
z.B. Champignons, nehmen.*

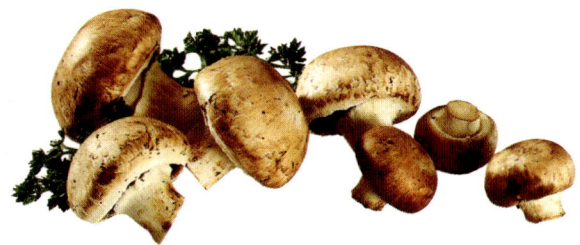

1. Das Schweinefilet in 6 gleich große
Scheiben schneiden und flachklopfen.
Den Rosmarinzweig waschen, trockenschütteln und die Nadeln vom Zweig
abstreifen.

2. Die Zwiebel schälen und fein würfeln.
Die Pilze putzen, vorsichtig abreiben oder
waschen. Trockentupfen und in gleich
große Stücke schneiden.

3. In einer beschichteten Pfanne 1 Eßlöffel Öl erhitzen und die Zwiebelwürfel bei
mittlerer Hitze anschwitzen. Dann die
Pilze hinzugeben und unter gelegentlichem Rühren 5 bis 7 Minuten anbraten.
Das Ganze mit Salz, Pfeffer, Muskat und
den Rosmarinnadeln würzen.

4. Die Filetscheiben salzen und pfeffern
und in dem restlichen Eßlöffel Öl in einer
anderen beschichteten Pfanne von beiden
Seiten etwa 2 Minuten braten.

5. Die Filetscheiben mit den Pilzen auf
2 Tellern anrichten und mit den Schnittlauchröllchen bestreuen.
Dazu passen Pellkartoffeln (KHE berechnen).

270 kcal / 23 g E / 17 g F / 3 g verwertbare KH /
0 KHE / 3 g BS

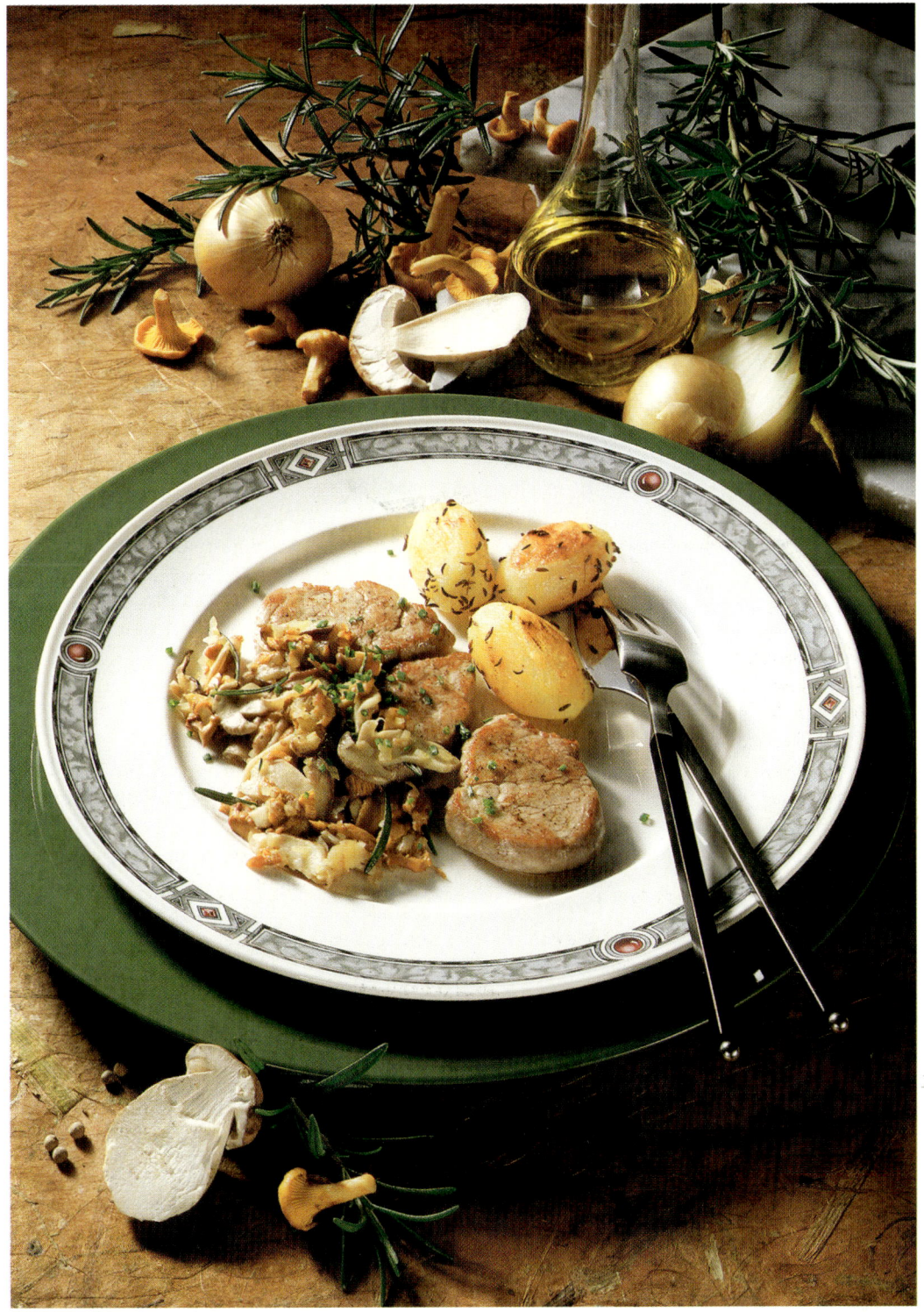

Hauptgerichte

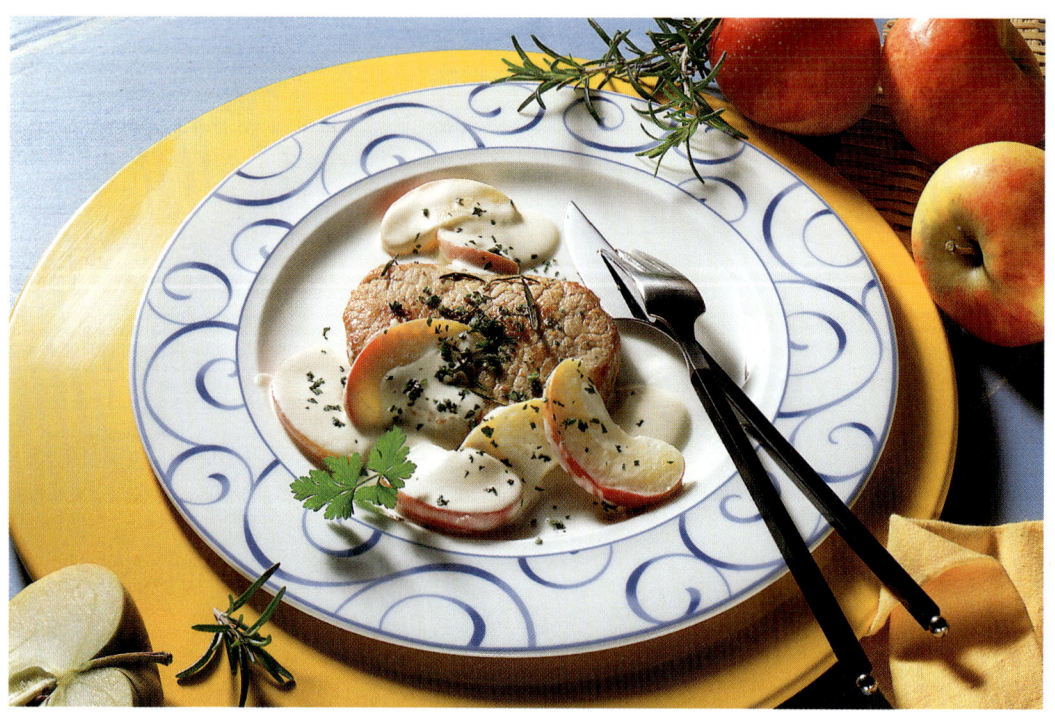

Schweineschnitzel mit Apfelspalten

● ● ●

2 Portionen
Zubereitungszeit: ca. 15 Min.

- *1 Rosmarinzweig*
- *2 Schweine-
  schnitzel
  (à ca. 100 g)*
- *Salz, Pfeffer*
- *1 kleiner Apfel
  (ca. 100 g)*
- *1 EL Öl*
- *2 EL Calvados
  (ersatzweise
  Apfelsaft)*
- *4 EL Kondens-
  milch (4% F.)*
- *1 EL gehackte
  Petersilie*

1. Den Rosmarinzweig waschen, trocken-schütteln und die Nadeln vom Zweig abstreifen. Die Schnitzel flachklopfen und mit Salz, Pfeffer und den Rosmarinnadeln würzen.

2. Den Backofen auf 80 °C vorheizen. Den Apfel waschen, entkernen und in Spalten schneiden.

3. Das Öl in einer beschichteten Pfanne erhitzen und die Schnitzel bei starker Hitze von beiden Seiten je 1 Minute braten. Sie herausnehmen und im Backofen warm halten.

4. Die Apfelspalten in die Pfanne geben und erwärmen. Sie dann mit Calvados und der Kondensmilch ablöschen. Bei Bedarf etwas Wasser hinzugeben.

5. Die Schnitzel auf 2 Tellern anrichten und mit den Apfelspalten belegen. Die Calvadossauce darauf gießen und alles mit der Petersilie bestreut servieren.

270 kcal / 22 g E / 13 g F / 7 g verwertbare KH / ca. ½ KHE / 1 g BS

Paprikagulasch

• • •

2 Portionen
Zubereitungszeit: ca. 1 Std.

- *2 kleine Zwiebeln*
- *1 EL Öl*
- *200 g mageres Schweinegulasch (vom Schulter- stück)*
- *1 EL Tomaten- mark*
- *1 EL edelsüßes Paprikapulver*
- *1/4 l Wasser*
- *Salz*
- *1/2 TL ganzer Kümmel*
- *Schale von 1/2 unbehandel- ten Zitrone*
- *1/2 TL Majoran*
- *1 rote Paprika- schote (ca. 100 g)*
- *1 grüne Paprika- schote (ca. 100 g)*

1. Die Zwiebeln schälen, halbieren und in dünne Scheiben schneiden.

2. Das Öl in einer beschichteten Pfanne erhitzen und das Fleisch darin bei großer Hitze unter Wenden kräftig anbraten. Dann die Zwiebelscheiben hinzugeben und ebenfalls anbraten.

3. Das Tomatenmark hinzugeben und leicht anrösten. Das Ganze mit dem Papri- kapulver bestäuben, einmal umrühren und sofort mit dem Wasser auffüllen, damit das Paprikapulver nicht bitter wird. Alles leicht salzen.

4. Den Kümmel und die Zitronenschale sehr fein hacken und zusammen mit dem Majoran zum Gulasch geben. Zugedeckt bei schwacher Hitze etwa 40 Minuten köcheln lassen, bis das Fleisch gar ist. Bei Bedarf zwischendurch etwas Wasser nach- gießen.

5. Währenddessen die Paprikaschoten waschen, halbieren, entkernen und in etwa 1 cm große Quadrate schneiden. Etwa 5 Minuten vor Ende der Garzeit zum Gulasch geben und mitköcheln lassen.
Dazu passen Kräuterpolenta (S. 54) oder Vollkornteigwaren (KHE berechnen).

230 kcal / 22 g E / 12 g F / 6 g verwertbare KH / 0 KHE / 3 g BS

Tip

Die Garzeit dieses Gerichtes hängt von der Güte des Fleisches ab. Sie kann daher um einige Minuten von der im Rezept angegebenen Zeit abweichen.

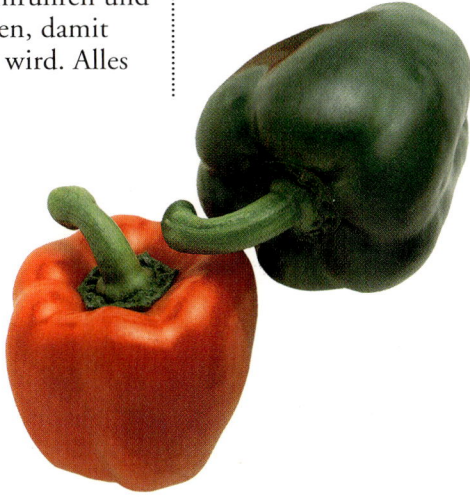

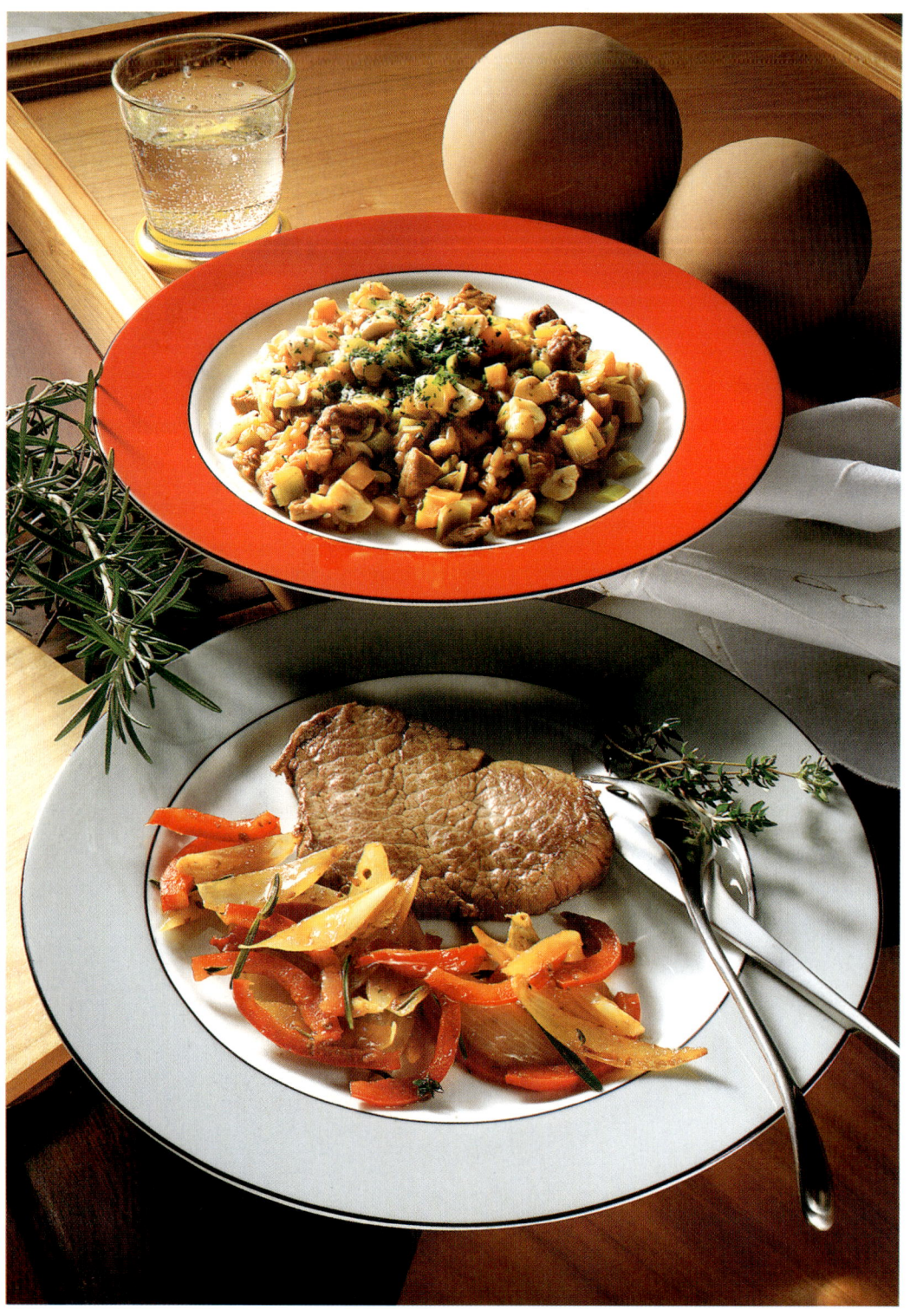

Hauptgerichte

Würzige Reispfanne mit Schweinefleisch

* * *

2 Portionen
Zubereitungszeit: ca. 1 Std.
(davon Garzeit etwa 40 Min.)

- *200 g mageres Schweinefleisch*
- *2 kleine Zwiebeln*
- *2 Knoblauchzehen*
- *1 EL Öl*
- *1 EL Tomatenmark*
- *1 TL Paprikapulver*
- *90 g Naturreis*
- *200 ml Wasser*
- *1 Möhre (ca. 100 g)*
- *1 kleine Stange Lauch (ca. 100 g)*
- *100 g Champignons*
- *Salz, Pfeffer*
- *1 TL Majoran*
- *2 EL gehackte Petersilie*

1. Das Schweinefleisch in kleine Würfel schneiden. Die Zwiebel und die Knoblauchzehen schälen und fein würfeln. Das Öl erhitzen und die vorbereiteten Zutaten darin hellbraun anbraten.

2. Das Tomatenmark hinzugeben und kurz mitrösten. Alles mit Paprikapulver bestäuben. Den Reis hinzugeben, mit dem Wasser auffüllen, aufkochen lassen und zugedeckt bei schwacher Hitze garen.

3. Inzwischen das Gemüse putzen. Die Möhre schälen und den Lauch waschen. Die Champignons vorsichtig abreiben oder waschen. Dann alles klein würfeln.

4. Die Gemüsewürfel zum Reis geben und mit Salz, Pfeffer und Majoran würzen. Alles noch etwa 5 Minuten erhitzen. Bei Bedarf etwas Wasser nachgießen. Das Gericht auf 2 Teller verteilen und mit der Petersilie bestreuen.
(auf dem Foto: oben)

420 kcal / 28 g E / 13 g F / 42 g verwertbare KH / ca. 3 KHE / 8 g BS

Rinderfilet mit Kräuterzwiebeln

* * *

2 Portionen
Zubereitungszeit: ca. 30 Min.

- *4–6 kleine Zwiebeln (ca. 300 g)*
- *100 ml Gemüsebrühe (aus Instantpulver)*
- *Salz, Pfeffer*
- *1/4 rote Paprikaschote (ca. 50 g)*
- *2 Scheiben Rinderfilet (à ca. 100 g)*
- *1 EL Öl*
- *2 Rosmarinzweige*
- *2 Thymianzweige*
- *2 EL Sojasauce*
- *1/2 TL geschroteter Koriander*

1. Den Backofen auf 80 °C vorheizen. Die Zwiebeln schälen und je nach Größe halbieren oder vierteln. Sie in der Gemüsebrühe aufkochen, salzen, pfeffern und bißfest garen. Danach die Brühe abgießen.

2. Die Paprikaschote waschen, entkernen und in feine Streifen schneiden. Die Filetscheiben salzen und pfeffern. In einer Pfanne das Öl erhitzen und das Fleisch je Seite etwa 1 Minute rosa braten. Herausnehmen und im Ofen warm halten.

3. Die Kräuterzweige waschen, trockenschütteln und die Nadeln bzw. die Blättchen von den Zweigen streifen oder zupfen. Die Zwiebeln in die Pfanne geben, mit der Sojasauce, dem Koriander, den Kräutern und den Paprikastreifen vermengen und kurz erwärmen. Die Filetscheiben auf 2 Tellern anrichten und mit den Kräuterzwiebeln servieren.
(auf dem Foto: unten)
Dazu passen Kartoffel-Zucchini-Puffer (S. 67), (KHE berechnen).

350 kcal / 28 g E / 12 g F / 27 g verwertbare KH / 0 KHE / 4 g BS

Kalbsschnitzel auf Wurzelgemüse

● ● ●

2 Portionen
Zubereitungszeit: ca. 30 Min.
(davon ca. 15 Min. Garzeit)

- *1 kleine Möhre (ca. 60 g)*
- *1 St. Sellerie-knolle (ca. 60 g)*
- *1 Zwiebel*
- *1 kleine Stange Lauch (ca. 60 g)*
- *2 TL Öl*
- *2 Kalbsschnitzel aus der Keule (à ca. 100 g)*
- *2 Rosmarin-zweige*
- *Salz, Pfeffer*
- *100 ml Weißwein*
- *1 EL gehackte Petersilie*

Tip

Falls Sie keinen Wein verwenden wollen, können Sie statt dessen die gleiche Menge Gemüsebrühe verwenden. Sehr gut eignen sich für solche Brühen Instantpulver oder Gemüsebrühwürfel, die Sie als Fertigpro-dukt in Reformhäusern kaufen können.

1. Das Gemüse putzen. Möhre, Sellerie-knolle und Zwiebel schälen, den Lauch waschen und alles in kleine Stücke gleicher Größe schneiden.

2. Das Öl in einem Topf erhitzen und die Schnitzel von beiden Seiten kurz anbra-ten. Die Schnitzel herausnehmen und zur Seite stellen.

3. Die Gemüsewürfel im gleichen Fett leicht anrösten und mit dem Weißwein ablöschen.

4. Die Rosmarinzweige waschen, trocken-schütteln und die Nadeln von den Zwei-gen abstreifen. Die Schnitzel auf beiden Seiten salzen und pfeffern und auf die Gemüsestücke legen. Das Ganze mit den Rosmarinnadeln bestreuen und bei ge-schlossenem Topf etwa in 15 Minuten gar dünsten. Bei Bedarf etwas Wasser an-gießen.

5. Nach der Garzeit die Schnitzel aus dem Topf nehmen. Die Gemüsewürfel auf 2 Tellern anrichten und die Schnitzel dar-auf legen. Mit der gehackten Petersilie bestreuen.
Dazu paßt körnig gekochter Naturreis (KHE berechnen).

250 kcal / 22 g E / 9 g F / 8 g verwertbare KH / 0 KHE / 2 g BS

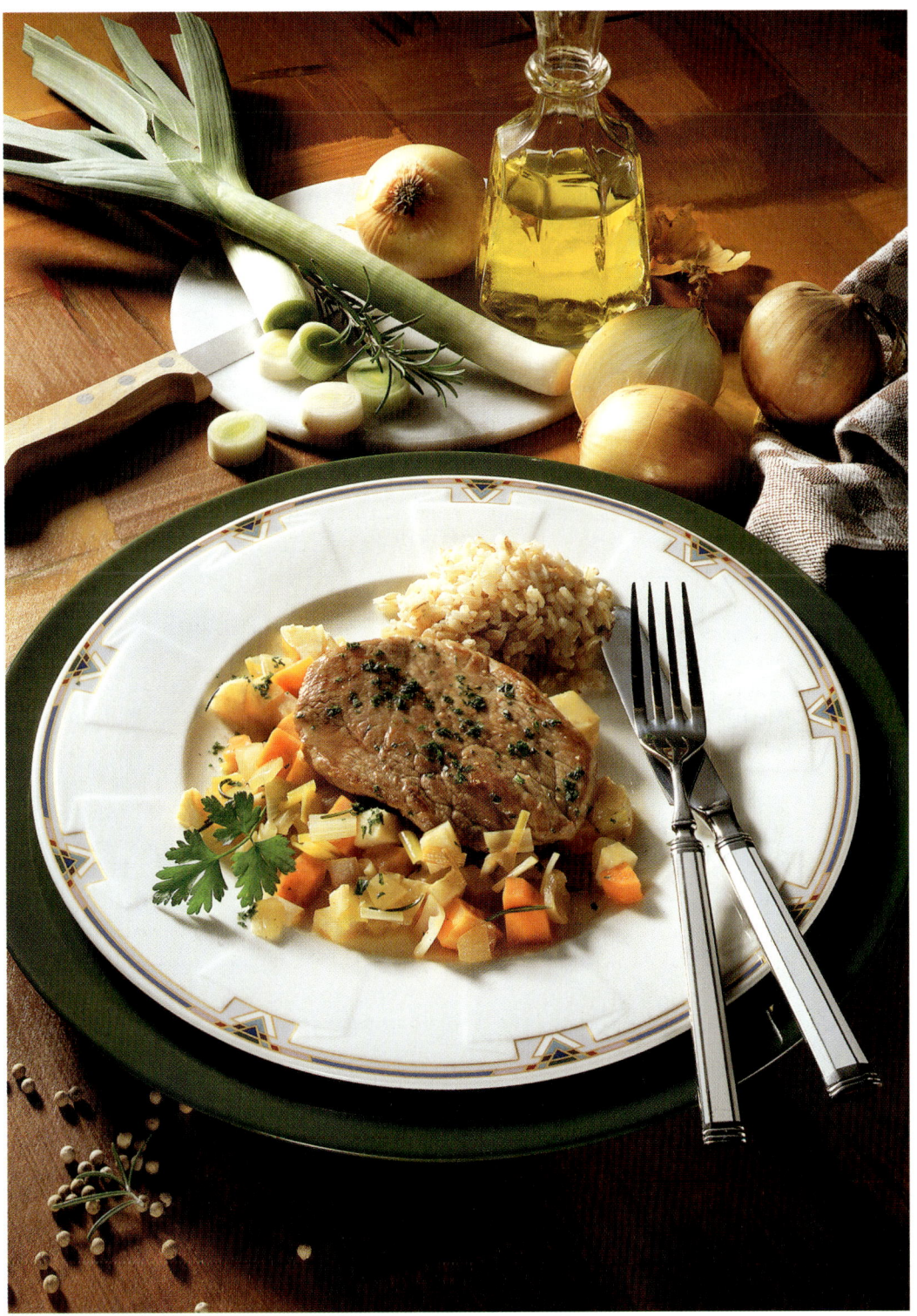

Hauptgerichte

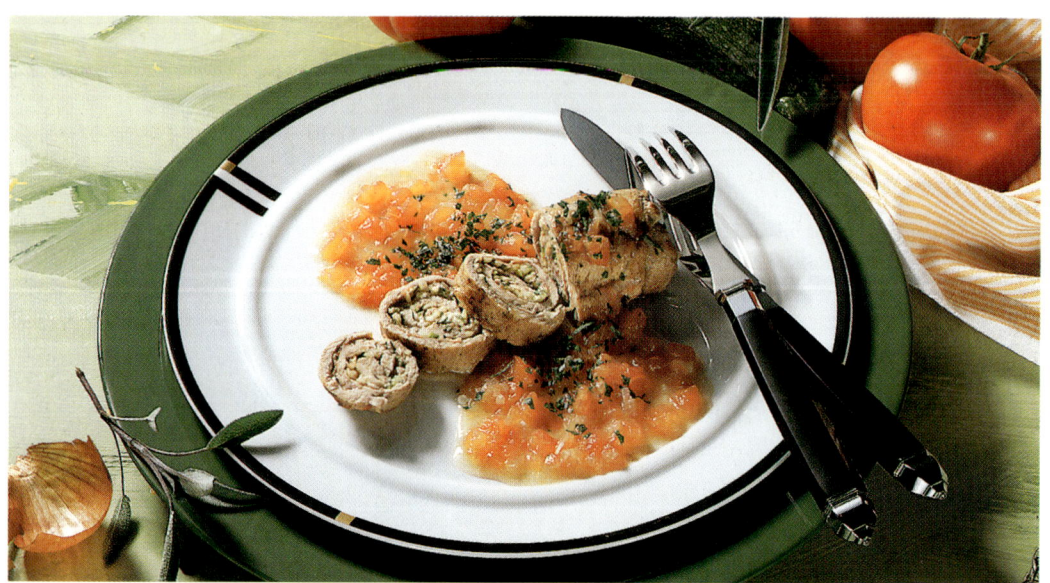

Kalbfleischröllchen mit Zucchinifüllung

• • •

2 Portionen
Zubereitungszeit: ca. 40 Min.

- *400 g Fleisch-tomaten*
- *1 kleine Zwiebel*
- *20 g Schafskäse (45% F. i.Tr.)*
- *1 kleine Zucchini (ca. 50 g)*
- *6 Salbeiblätter*
- *schwarzer Pfeffer*
- *2 sehr dünne Kalbsschnitzel (à ca. 100 g)*
- *2 Scheiben Parmaschinken (ersatzweise Lachsschinken)*
- *Salz*
- *1 EL Olivenöl*
- *100 ml Gemüse-brühe (aus Instantpulver)*
- *2 EL gehackte Petersilie*

1. Die Tomaten enthäuten und fein würfeln. Die Zwiebel schälen und ebenfalls würfeln.

2. Den Schafskäse mit einer Gabel zerdrücken. Die Zucchini putzen, waschen und fein würfeln. Die Salbeiblätter waschen, trockentupfen und hacken. Diese 3 Zutaten miteinander vermischen und mit etwas schwarzem Pfeffer würzen.

3. Die Kalbsschnitzel mit je 1 Scheibe Schinken belegen und dann die Zucchini-Schafskäse-Mischung darauf verteilen. Die Schnitzel an den Seiten einschlagen, fest zusammenrollen und mit je 2 Holzspießchen fixieren. Die Kalbsröllchen außen leicht salzen und pfeffern.

4. In einer beschichteten Pfanne das Öl erhitzen und die Röllchen darin anbraten. Die Zwiebelwürfel hinzugeben und ebenfalls anbraten. Anschließend die Tomatenwürfel und die Gemüsebrühe hinzugeben. Das Ganze zugedeckt bei schwacher Hitze etwa 15 Minuten garziehen lassen.

5. Die Kalbsröllchen auf 2 Tellern anrichten, mit der Sauce übergießen und mit Petersilie bestreuen.

310 kcal / 28 g E / 15 g F / 10 g verwertbare KH / 0 KHE / 5 g BS

Lammragout mit Bohnen

● ● ●

2 Portionen
Zubereitungszeit: ca. 2½ Std.
(davon ca. 2 Std. Garzeit
plus Einweichzeit über Nacht)

- *50 g getrocknete weiße Bohnen*
- *50 g getrocknete rote Bohnen*
- *200 g Lammkeule ohne Fett*
- *2 kleine Zwiebeln*
- *4 Knoblauchzehen*
- *1 EL Olivenöl*
- *2 Chilischoten*
- *2 Rosmarinzweige*
- *2 frische Salbeiblätter*
- *2 Lorbeerblätter*
- *300 ml Bratensaft (aus Instantpulver)*
- *100 ml trockener Rotwein*
- *Salz, Pfeffer*
- *400 g Tomaten*
- *1 grüne Paprikaschote (ca. 200 g)*

1. Die weißen und die roten Bohnen in eine Schüssel geben und über Nacht in reichlich Wasser einweichen.

2. Die Lammkeule in etwa 1 cm große Würfel schneiden. Die Zwiebel und die Knoblauchzehen schälen. Die Chilischoten waschen und entkernen. Alles fein hacken. Das Öl in einer beschichteten Pfanne erhitzen und das Fleisch sowie die gehackten Zutaten goldbraun anbraten. Dann zur Seite stellen. Den Backofen auf 200 °C vorheizen.

3. Inzwischen die frischen Kräuter waschen und trockenschütteln. Die Rosmarinnadeln von den Zweigen streifen und ebenso wie die Salbei- und die Lorbeerblätter grob hacken. Sie dann zusammen mit dem Bratensaft und dem Rotwein zum Fleisch geben und alles mit Salz und Pfeffer würzen.

4. Die Tomaten waschen, halbieren, von den Stielansätzen befreien und entkernen. Dann grob würfeln. Die Paprikaschote putzen, waschen, halbieren, entkernen und ebenfalls würfeln. Die Bohnen abgießen und zusammen mit dem vorbereiteten Gemüse unter das Fleisch mischen.

5. Alle Zutaten in eine feuerfeste Form oder in einen hitzebeständigen Topf füllen und zugedeckt im Ofen bei 200 °C auf der unteren Schiene etwa 2 Stunden schmoren lassen.
Dazu paßt Vollkornbaguette oder Naturreis (KHE berechnen).

470 kcal / 35 g E / 13 g F / 37 g verwertbare KH / ca. 2 KHE / 16 g BS

Tip

Verwenden Sie für dieses deftige Gericht einen Spätburgunder oder Beaujolais.

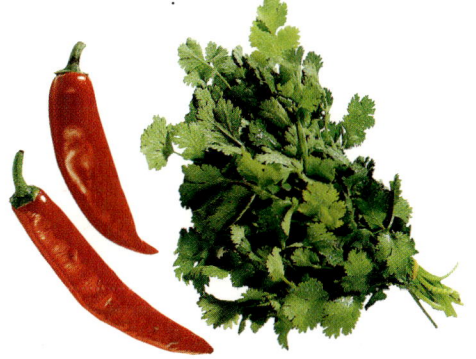

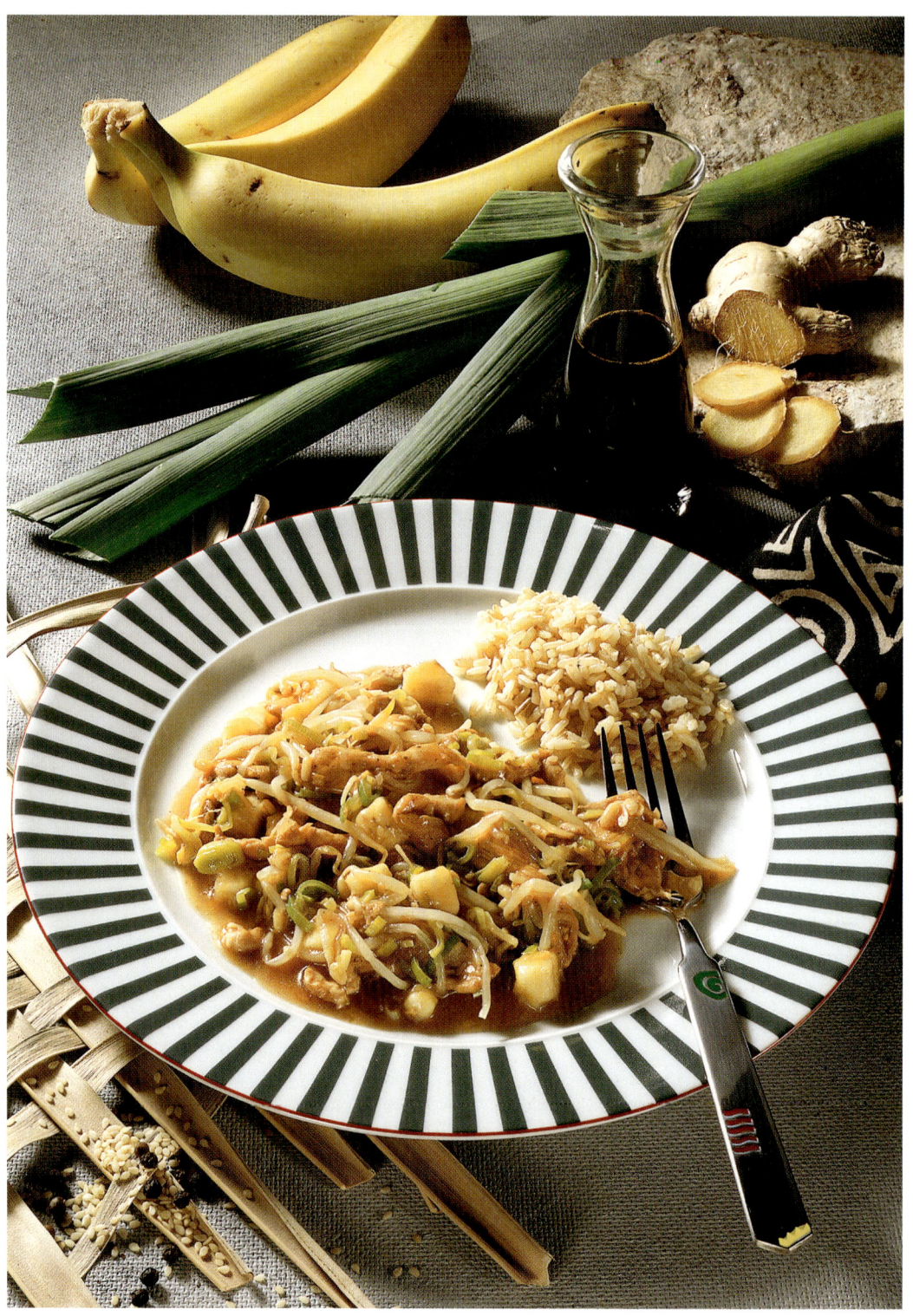

Hähnchenbrust süß-sauer

● ● ●

2 Portionen
Zubereitungszeit: ca. 30 Min.

- *200 g Hähn-chenbrustfilet (ohne Haut und Knochen)*
- *1 St. Ingwer-knolle (ca. 2 cm)*
- *1 TL Sesam-samen*
- *2 EL Sojasauce*
- *schwarzer Pfeffer*
- *1 kleine Stange Lauch (ca. 100 g)*
- *100 g Soja-bohnensprossen (frisch oder aus dem Glas)*
- *1 kleine Banane (ca. 90 g)*
- *1 EL Öl*
- *150 ml Bratensaft (aus Instant-pulver)*
- *2 EL Balsamico-essig*
- *flüssiger Süßstoff*

1. Die Hähnchenbrust der Länge nach halbieren und in dünne Streifen schnei-den. Diese in eine Schüssel geben. Die Ingwerknolle schälen und sehr fein wür-feln. Ingwer, Sesamsamen und Sojasauce miteinander verrühren und kräftig mit schwarzem Pfeffer würzen. Diese Mi-schung mit den Hähnchenbruststreifen vermischen und alles etwa 10 Minuten ziehen lassen.

2. In der Zwischenzeit den Lauch putzen, waschen und in dünne Ringe schneiden. Die Sojabohnensprossen abspülen und abtropfen lassen. Die Banane schälen und würfeln.

3. Das Öl in einer beschichteten Pfanne erhitzen und die marinierten Hähnchen-bruststreifen unter Wenden etwa 2 Minu-ten anbraten. Sie dann herausnehmen und zur Seite stellen.

4. Den Bratansatz in der Pfanne mit dem Bratensaft und dem Balsamicoessig ablö-schen. Die Lauchringe und die Sojaboh-nensprossen hinzugeben und das Ganze 2 bis 3 Minuten offen köcheln lassen.

5. Die Geflügelstreifen wieder in die Sauce geben, die Bananenwürfel hinzufügen und das Gericht mit 2 bis 3 Tropfen Süßstoff abrunden.
Dazu paßt Naturreis (KHE berechnen).

320 kcal / 26 g E / 15 g F / 15 g verwertbare KH / ca. ½ KHE / 5 g BS

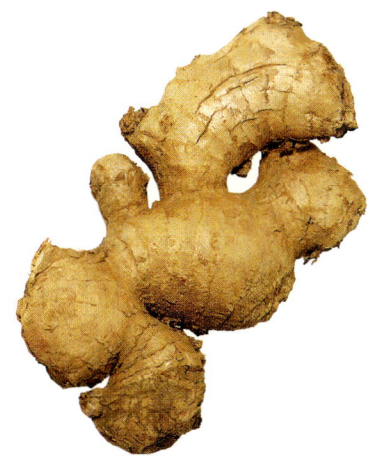

Variation

Den fernöstlichen Geschmack dieses Ge-richtes erzielen Sie auch, wenn Sie statt der Banane beispielsweise 100 g frische Aprikosenstücke zur Sauce geben (KHE berechnen).

Putenmedaillons mit Currysauce

• • •

2 Portionen
Zubereitungszeit: ca. 40 Min.

- *1 kleine Zwiebel*
- *1 kleiner Apfel (ca. 50 g)*
- *2 Aprikosen (ca. 65 g)*
- *1 St. Ingwerknolle (ca. 2 cm)*
- *2 Putenschnitzel (à ca. 100 g)*
- *1 EL Mandelblättchen*
- *Salz, Pfeffer*
- *2 EL Öl*
- *1 TL Currypulver*
- *150 ml Bratensaft (aus Instantpulver)*
- *1/2 ML pflanzliches Bindemittel*
- *3 EL Kondensmilch (4% F.)*

1. Die Zwiebel und den Apfel schälen, die Aprikosen waschen und entkernen. Alles in mundgerechte Würfel schneiden. Die Ingwerknolle schälen und dann sehr fein würfeln.

2. Den Backofen auf 80 °C vorheizen. Die Putenschnitzel quer halbieren und flachklopfen. Diese Medaillons salzen und pfeffern. Die Mandelblättchen in einer Pfanne ohne Fettzugabe rösten. Sie dann beiseite stellen.

3. In einer beschichteten Pfanne 1 Eßlöffel Öl erhitzen und die Medaillons von beiden Seiten je 2 bis 3 Minuten goldbraun braten. Sie dann herausnehmen und im Backofen warm halten.

4. In die Pfanne wiederum 1 Eßlöffel Öl geben und die Zwiebelwürfel darin kurz anschwitzen. Obst und Ingwerwürfel hinzugeben, mit dem Currypulver bestäuben und vorsichtig umrühren. Danach sofort die Mandelblättchen und den Bratensaft sowie das pflanzliche Bindemittel dazugeben.

5. Das Ganze etwa 3 Minuten köcheln lassen und abschließend mit der Kondensmilch verfeinern.

6. Die Putenmedaillons auf Tellern anrichten und mit der Currysauce begießen. Dazu paßt Gemüsereis (S. 53), (KHE berechnen).

320 kcal / 23 g E / 19 g F / 10 g verwertbare KH / ca. 1/2 KHE / 3 g BS

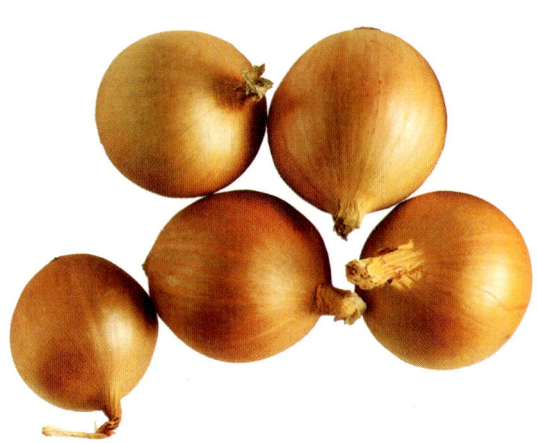

Putengeschnetzeltes nach China-Art

• • •

2 Portionen
Zubereitungszeit: ca. 1½ Std.
(davon 1 Std. Marinierzeit)

- *40 g geschälte TK-Krabben*
- *2 Putenschnitzel (à ca. 100 g)*
- *4 EL Sojasauce*
- *1 St. Ingwerknolle (ca. 2 cm)*
- *1 kleine Möhre (ca. 60 g)*
- *1 kleine Stange Lauch (ca. 60 g)*
- *60 g Sojabohnensprossen (frisch oder aus dem Glas)*
- *einige Korianderkörner*
- *einige Kreuzkümmelsamen*
- *1 EL Sojaöl*
- *2 EL Essig*
- *200 ml Bratensaft (aus Instantpulver)*
- *Salz, Pfeffer*
- *2 ML pflanzliches Bindemittel (2 g)*
- *40 g TK-Erbsen*

1. Die Krabben in ein Sieb geben und auftauen lassen. Die Putenschnitzel in feine Streifen schneiden und mit 2 Eßlöffeln Sojasauce übergießen. Die Ingwerknolle schälen, in feine Würfel schneiden und unter die Putenstreifen mischen. Das Ganze etwa 1 Stunde durchziehen lassen.

2. In der Zwischenzeit das Gemüse putzen. Die Möhre schälen, den Lauch waschen und beides in feine Streifen schneiden. Die Sojabohnensprossen abspülen und abtropfen lassen. Sie dann zu den Gemüsestreifen geben. Die Korianderkörner und die Kreuzkümmelsamen im Mörser grob zerstoßen.

3. Das Sojaöl in einer beschichteten Pfanne erhitzen. Die Putenstreifen aus der Marinade nehmen und im Öl scharf anbraten. Danach das Fleisch herausnehmen und zur Seite stellen. Den Bratansatz mit dem Essig, den restlichen 2 Eßlöffeln Sojasauce und dem Bratensaft ablöschen. Die zerstoßenen Gewürze hinzugeben und alles mit Salz und Pfeffer abschmecken.

4. Das Bindemittel in die Sauce rühren und 2 bis 3 Minuten mitkochen lassen. Inzwischen die Krabben abspülen und abtropfen lassen.

5. Nun die Putenstreifen, die Krabben und die gefrorenen Erbsen in die Sauce geben und das Ganze weitere 2 Minuten ziehen lassen.
Dazu paßt Naturreis (KHE berechnen).

270 kcal / 34 g E / 8 g F / 8 g verwertbare KH / 0 KHE / 4 g BS

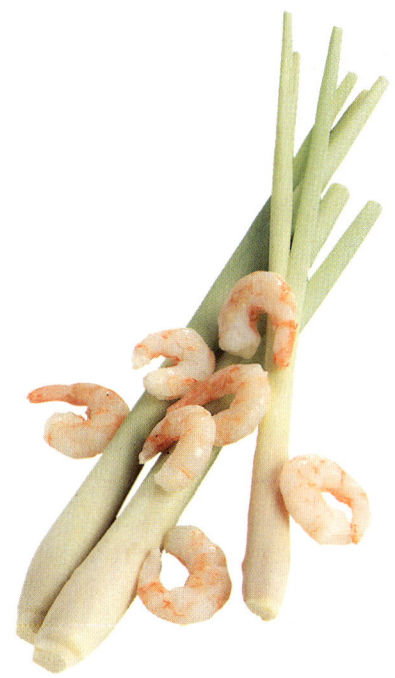

Hähnchenragout in Sherrysauce

• • •

2 Portionen
Zubereitungszeit: ca. 40 Min.

- 2 Hähnchenkeulen (à ca. 200 g)
- Salz, Pfeffer
- Paprikapulver
- 2 kleine Zwiebeln
- 1 EL Öl
- 4 EL Sherry
- 200 ml Bratensaft (aus Instantpulver)
- 200 g Champignons
- 300 g Tomaten
- 2 Zweige Basilikum

1. Das Fleisch mit einem scharfen, spitzen Messer von den Knochen lösen und in etwa 1 cm große Stücke schneiden. Sie mit Salz, Pfeffer und Paprika würzen.

2. Die Zwiebeln schälen und fein würfeln. Das Öl in einer beschichteten Pfanne erhitzen und die Zwiebelwürfel darin anbraten. Nun die Geflügelstücke dazugeben und bei mittlerer Hitze leicht anrösten. Sie dabei mehrmals wenden. Dann mit dem Sherry und dem Bratensaft ablöschen. Das Ganze zugedeckt etwa 10 Minuten sanft köcheln lassen.

3. Die Champignons putzen, vorsichtig abreiben oder waschen, halbieren und zur Sauce geben. Die Tomaten über Kreuz einritzen, kurz in kochendes Wasser tauchen, herausnehmen und enthäuten. Von den Stielansätzen befreien, halbieren, entkernen und in feine Streifen schneiden.

4. Das Basilikum waschen, trockenschütteln und die Blätter in Streifen schneiden. Diese sowie die Tomatenstreifen in das Ragout geben und sofort servieren.
(auf dem Foto: oben)

270 kcal / 29 g E / 7 g F / 15 g verwertbare KH / 0 KHE / 6 g BS

Putenschnitzel mit Salbei

• • •

2 Portionen
Zubereitungszeit: ca. 30 Min.

- 4 Salbeiblätter
- 2 Putenschnitzel (à ca. 100 g)
- 2 dünne Scheiben Parmaschinken ohne Fettrand
- schwarzer Pfeffer
- 2 Fleischtomaten (à 150 g)
- 3 EL Olivenöl
- 1 EL geriebener Parmesan
- 1 EL Vollkornsemmelbrösel

1. Die Salbeiblätter waschen und trockentupfen. 2 Salbeiblätter fein hacken und beiseite stellen. Die Putenschnitzel mit je 1 Salbeiblatt und 1 Scheibe Parmaschinken belegen und mit einem Zahnstocher befestigen. Mit Pfeffer würzen.

2. Die Fleischtomaten waschen, die Stielansätze herausschneiden und quer halbieren. Eine feuerfeste Form mit 1 Eßlöffel Olivenöl einpinseln und die Tomatenhälften hineinsetzen.

3. Den Parmesan mit den Semmelbröseln und den gehackten Salbeiblättern vermengen. Diese Mischung auf die Tomatenhälften verteilen. Sie mit 1 Eßlöffel Olivenöl beträufeln und anschließend unter dem Grill etwa 5 Minuten überbacken.

4. In einer beschichteten Pfanne 1 Eßlöffel Olivenöl erhitzen und die belegten Putenschnitzel darin von beiden Seiten je etwa 2 Minuten goldbraun braten.

5. Die Putenschnitzel mit den überbackenen Tomaten auf 2 Tellern anrichten.
(auf dem Foto: unten)
Dazu passen provenzalische Kartoffeln (S. 53), (KHE berechnen).

280 kcal / 29 g E / 13 g F / 7 g verwertbare KH / 0 KHE / 3 g BS

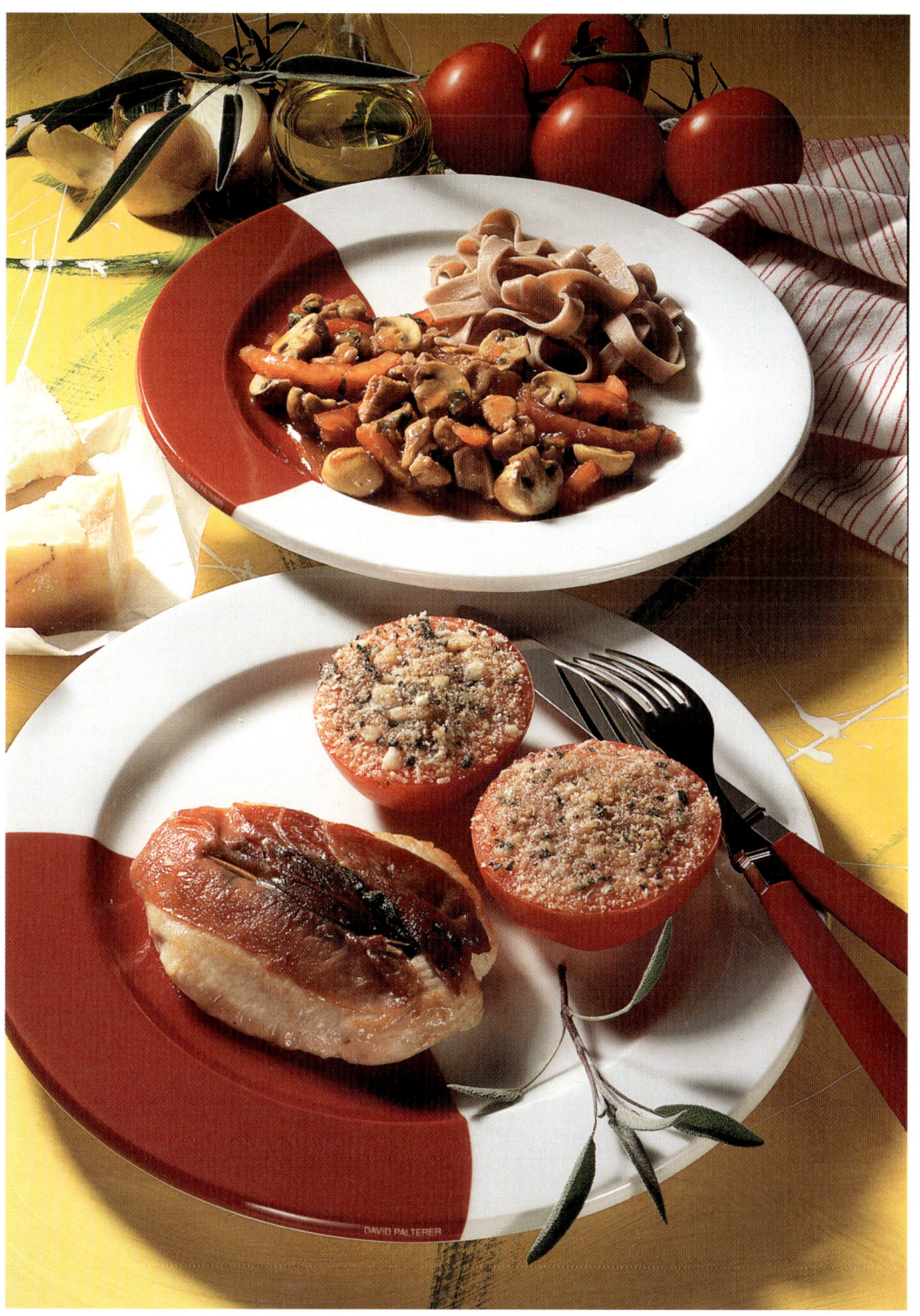

DAVID PALTERER

Forellenfilet
auf Gemüsestreifen

● ● ●

2 Portionen
Zubereitungszeit: ca. 25 Min.

- *1 St. Sellerie-knolle (ca. 40 g)*
- *1 kleine Stange Lauch (ca. 40 g)*
- *1 St. Fenchel-knolle (ca. 40 g)*
- *1 kleine Möhre (ca. 40 g)*
- *200 ml trockener Weißwein*
- *2 Forellenfilets ohne Haut (à ca. 200 g)*
- *Salz, Pfeffer*
- *1 EL Butter*
- *1 EL gehackte Petersilie*
- *1 EL gehackter Dill*

1. Das Gemüse putzen, waschen oder schälen und alles in feine Streifen schneiden. Das Ganze in einem großen Topf mit dem Wein zum Kochen bringen und bei schwacher Hitze zugedeckt bißfest garen.

2. Danach die Forellenfilets auf die Gemüsestreifen setzen. Sie salzen und pfeffern und im geschlossenen Topf etwa 3 Minuten garziehen lassen.

3. Die Forellenfilets vorsichtig aus dem Topf heben und zusammen mit den Gemüsestreifen auf 2 Tellern anrichten. Vor dem Servieren die Butter in Flöckchen sowie die gehackten Kräuter darauf geben.
Dazu passen Naturreis oder Kartoffelgerichte (KHE berechnen).

220 kcal / 24 g E / 4 g F / 4 g verwertbare KH / 0 KHE / 2 g BS

Variation

Probieren Sie statt der Forellen einmal Wildlachs aus. Sein Aroma harmoniert sehr gut mit dem Fenchelgemüse.

Lachsforelle
auf Fenchelgemüse

● ● ●

2 Portionen
Zubereitungszeit: ca. 30 Min.

- *2 Fenchelknollen (ca. 300 g)*
- *Salz, Pfeffer*
- *geriebene Muskatnuß*
- *2 Lachsforellenfilets (à ca. 150 g)*
- *2 EL Vollkornmehl*
- *2 EL Zitronensaft*
- *2 EL Öl*
- *2 EL Sojasauce*
- *2 EL gehackte Petersilie*

1. Den Fenchel putzen, halbieren und die Strünke herausschneiden. Das Fenchelgrün hacken und zur Seite stellen. Die Fenchelhälften waschen und in dünne Streifen schneiden.

2. Die Fenchelstreifen mit etwas Salz, Pfeffer und Muskat in wenig Wasser bißfest garen.

3. Inzwischen die Lachsforellenfilets mit Salz, Pfeffer und wenig Zitronensaft würzen. Sie von beiden Seiten fest in das Mehl drücken und das überschüssige Mehl abschütteln. In einer Pfanne das Öl erhitzen und die Fischfilets je Seite etwa 1 Minute braten.

4. Die Fischfilets aus der Pfanne nehmen und zusammen mit dem Fenchelgemüse auf 2 Tellern anrichten.

5. Den Bratansatz mit der Sojasauce und dem restlichen Zitronensaft ablöschen. Die Petersilie und das Fenchelgrün hinzugeben und auf den Fischfilets verteilen. Dazu passen provenzalische Kartoffeln (S. 53), (KHE berechnen).

390 kcal / 40 g E / 17 g F / 12 g verwertbare KH / ca. ½ KHE / 6 g BS

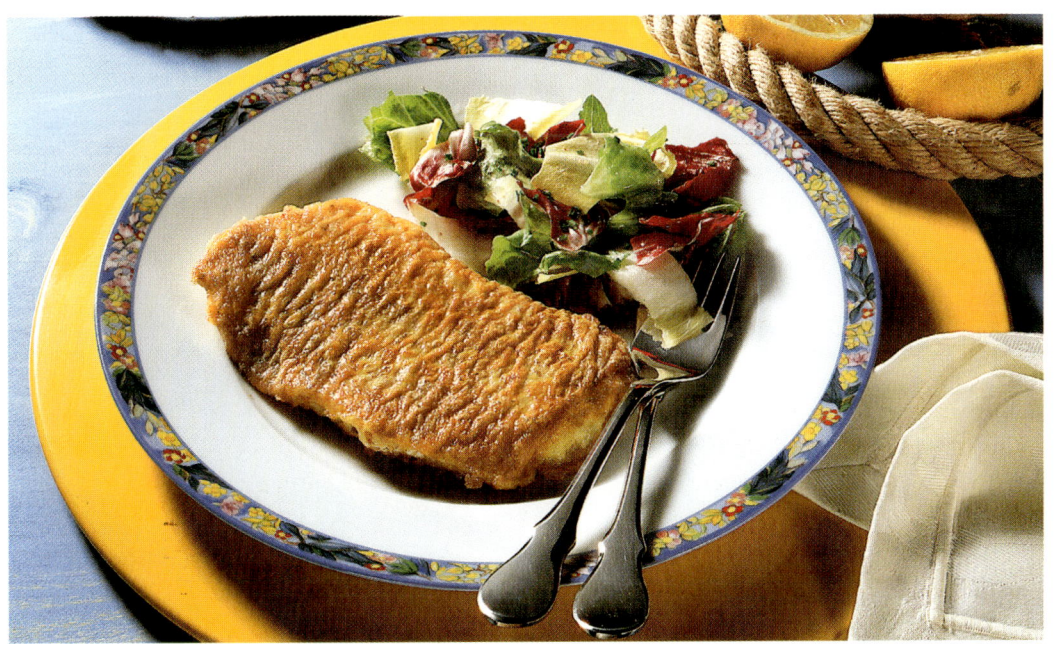

Schellfischfilet im Eimantel

• • •

2 Portionen
Zubereitungszeit: ca. 15 Min.

- 2 Schellfischfilets (à ca. 150 g)
- Salz, Pfeffer
- 1 EL Sojasauce
- 1 EL Zitronensaft
- 20 g Vollkornmehl
- 1 Ei
- 1 EL Öl

1. Die Schellfischfilets mit etwas Salz und Pfeffer würzen. Sojasauce und Zitronensaft miteinander verrühren und die Filets damit einpinseln.

2. Das Ei mit einer Gabel oder mit dem Schneebesen aufschlagen. Die Fischfilets im Vollkornmehl wenden, überschüssiges Mehl abschütteln. Sie dann durch das Ei ziehen und abtropfen lassen.

3. Das Öl in einer beschichteten Pfanne erhitzen und die Filets darin von beiden Seiten je etwa 2 Minuten goldbraun braten.

Dazu passen Petersilienkartoffeln (KHE berechnen) und bunter, knackiger Salat.

280 kcal / 38 g E / 9 g F / 7 g verwertbare KH / ca. ½ KHE / 2 g BS

Variationen

● *Statt Schellfisch können Sie jedes andere Fischfilet, z.B. vom Zander, Seelachs oder Kabeljau, verwenden.*

● *Übrigens können Sie auch Fleischstücke auf diese Art zubereiten. Probieren Sie es einmal mit Puten-, Kalbs- oder Schweineschnitzel aus.*

Makrelenstreifen in Paprikasauce

● ● ●

2 Portionen
Zubereitungszeit: ca. 30 Min.

- *¹/₂ rote Paprika-schote (ca. 60 g)*
- *¹/₂ grüne Paprikaschote (ca. 60 g)*
- *60 g Champignons*
- *2 Knoblauch-zehen*
- *1 Zwiebel*
- *1 EL Öl*
- *2 TL Tomaten-mark*
- *1 TL Paprika-pulver*
- *200 ml Rotwein*
- *200 ml Fischfond aus dem Glas (ersatzweise Gemüsebrühe)*
- *300 g Makrelen-filet*
- *1 Lorbeerblatt*
- *Salz, Pfeffer*
- *etwas glatte Petersilie*
- *1 Zweig Thymian*

Tip

Die Makrele gehört zu den fettreichen Fischsorten, die recht viel Energie liefern. Sie ist jedoch aufgrund ihrer günstigen Fettsäurenzusammensetzung für die Ernährung bei Diabetes besonders empfehlenswert.

Variation

Statt der Makrele können Sie auch sehr gut Seelachs- oder Rotbarschfilet verwenden.

1. Die Paprikaschoten und die Champignons putzen. Paprika waschen, Champignons vorsichtig abreiben und ebenfalls waschen. Alles in feine Streifen schneiden. Die Knoblauchzehen und die Zwiebel schälen und fein würfeln.

2. Die Knoblauch- und die Zwiebelwürfel im Öl glasig anschwitzen. Nun das Tomatenmark hinzugeben und leicht anrösten. Das Paprikapulver darüberstäuben und etwa 5 Sekunden mit anrösten (nicht dunkel werden lassen, sonst wird die Sauce bitter). Das Ganze sofort mit dem Wein und dem Fischfond ablöschen und leicht einköcheln lassen.

3. Inzwischen das Fischfilet in Streifen schneiden. Die Paprika- und Champignonstreifen zur Sauce geben und alles mit Lorbeer, Salz und Pfeffer würzen. Die Sauce etwa 4 Minuten köcheln lassen. Danach das Lorbeerblatt herausnehmen.

4. Anschließend den Fisch zur Sauce geben und darin 2 bis 3 Minuten ziehen lassen. Petersilie und Thymian waschen, trockenschütteln und fein hacken. Das Gericht damit bestreuen und sehr heiß servieren.
Dazu paßt Kräuterpolenta (S. 54), (KHE berechnen).

270 kcal / 23 g E / 9 g F / 10 g verwertbare KH / 0 KHE / 2 g BS

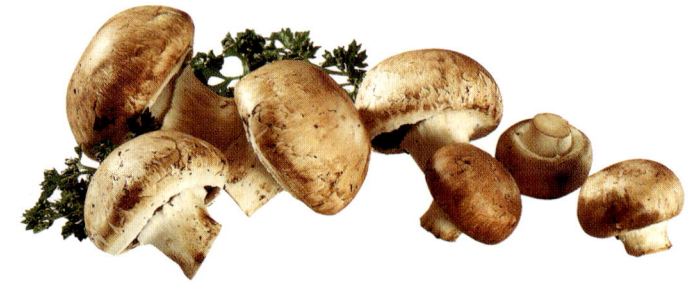

Hauptgerichte

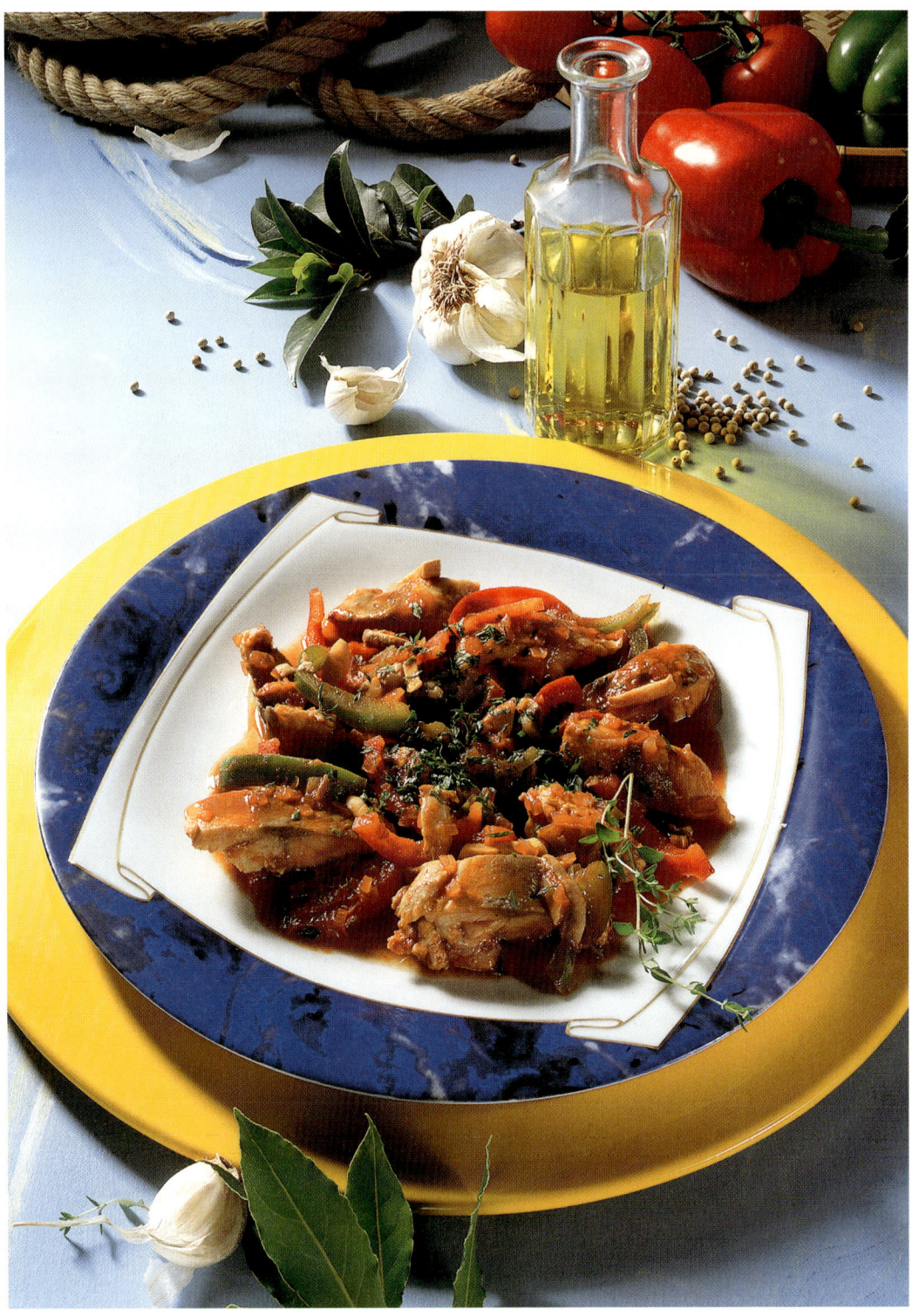

Hauptgerichte

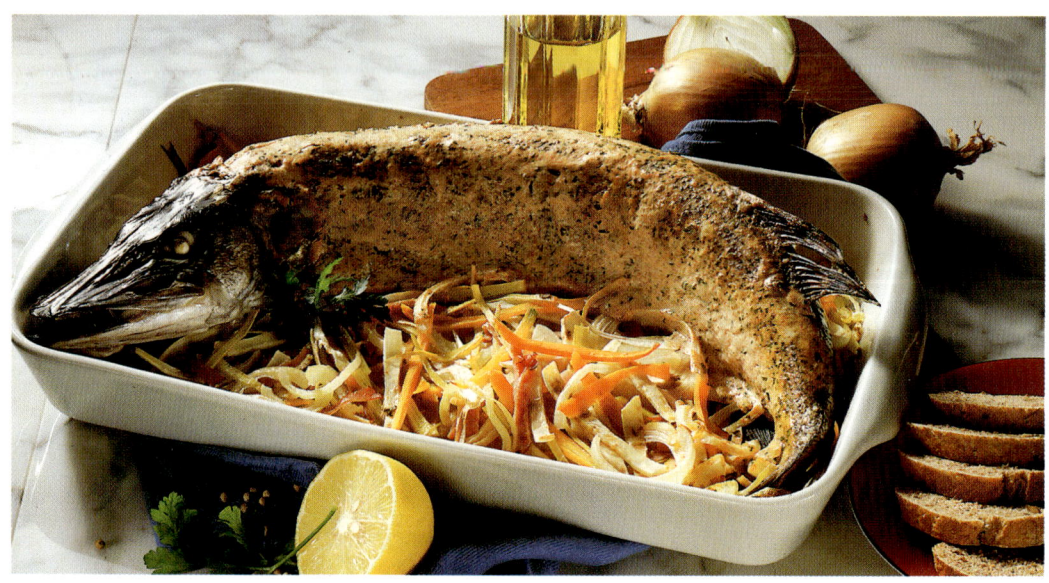

Hecht auf Gemüse-Schinken-Bett

• • •

4 Portionen
Zubereitungszeit: ca. 1 Std

- *2 kleine Zwiebeln*
- *1 Möhre (ca. 100 g)*
- *1 St. Sellerieknolle (ca. 100 g)*
- *1 kleine Stange Lauch (ca. 100 g)*
- *80 g Parmaschinken ohne Fettrand (oder Lachsschinken)*
- *1 EL Öl zum Einfetten*
- *1 küchenfertig ausgenommener und geschuppter Hecht (ca. 1 kg)*
- *Salz, Pfeffer*
- *Saft von 1/2 Zitrone*
- *einige Zweige glatte Petersilie*
- *200 g saure Sahne*
- *1 EL Paprikapulver*

1. Den Backofen auf 200 °C vorheizen. Die Zwiebeln und die Möhre schälen. Sellerie und Lauch putzen und waschen. Das Gemüse sowie den Parmaschinken in Streifen schneiden.

2. Eine sehr große, hitzebeständige Form mit dem Öl einpinseln und das Gemüse sowie den Parmaschinken darin verteilen. Den Hecht innen salzen und pfeffern, mit Zitronensaft säuern und auf die Gemüse-Schinken-Mischung legen.

3. Die Petersilie waschen, trockenschütteln und fein hacken. Die saure Sahne mit dem Paprikapulver und etwas Salz sowie mit der Petersilie verrühren und den Hecht mit der Hälfte davon bestreichen.

4. Die Form in den Ofen geben und den Hecht etwa 40 Minuten auf der unteren Schiene backen. Nach der Hälfte der Garzeit die restliche Saure-Sahne-Mischung auf dem Hecht verstreichen. Der Hecht ist gar, wenn sich die Rückenflosse ohne Widerstand herausziehen läßt.
Dazu passen Vollkornbaguette oder Naturreis (KHE berechnen) und Salat.

270 kcal / 34 g E / 9 g F / 7 g verwertbare KH / 0 KHE / 4 g BS

Hauptgerichte

Karpfen in Rotweinsauce

• • •

2 Portionen
Zubereitungszeit: ca. 30 Min.

- *100 g frische Perlzwiebeln (oder 5 sehr kleine Zwiebeln)*
- *100 g Champignons*
- *1 St. Staudensellerie (ca. 100 g)*
- *4 Scheiben Karpfen (à ca. 100 g)*
- *Salz, Pfeffer*
- *1 EL Zitronensaft*
- *2 TL Vollkornmehl*
- *1 Majoranzweig*
- *2 EL Öl*
- *400 ml herber Rotwein*
- *1 Msp. Zimtpulver*

1. Die Perlzwiebeln schälen. Die Champignons putzen, vorsichtig abreiben oder waschen und dann würfeln. Den Staudensellerie putzen, waschen und in grobe Stücke schneiden.

2. Die Karpfenscheiben mit Salz, Pfeffer und Zitronensaft würzen und im Vollkornmehl wenden. Überschüssiges Mehl abschütteln. Den Majoran waschen, trockenschütteln und einige Blättchen vom Zweig zupfen.

3. In einer beschichteten Pfanne das Öl erhitzen. Die Karpfenscheiben darin von beiden Seiten goldbraun anbraten. Sie dann herausnehmen und zur Seite stellen.

4. Die Zwiebeln, die Champignons und die Selleriestücke in die gleiche Pfanne geben, hellbraun anrösten und mit dem Rotwein ablöschen. Das Ganze bei starker Hitze einkochen lassen und mit Majoran, Zimt und Salz abschmecken.

5. Die Karpfenscheiben in die Sauce geben und bei schwacher Hitze 2 bis 3 Minuten darin ziehen lassen.
Dazu passen Pellkartoffeln aus neuen Kartoffeln oder körniger Naturreis (KHE berechnen).

450 kcal / 26 g E / 17 g F / 13 g verwertbare KH / 0 KHE / 3 g BS

Variation

Wenn Sie keinen Karpfen bekommen, können Sie für dieses Gericht Forellen oder Schleien verwenden.

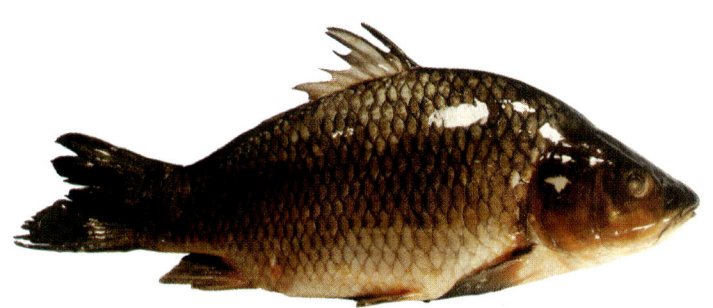

Überbackenes Fischragout

● ● ●

2 Portionen
Zubereitungszeit: ca. 45 Min.

- *1 Zucchini (ca. 100 g)*
- *100 g Champignons*
- *1 Möhre (ca. 100 g)*
- *300 g Kabeljaufilet*
- *100 ml trockener Weißwein*
- *300 ml Wasser*
- *Salz, Pfeffer*
- *2 Lorbeerblätter*
- *2 ML pflanzliches Bindemittel (2 g)*
- *4 Salbeiblätter (ersatzweise Dill oder Estragon)*
- *etwas Butter zum Einfetten*
- *2 EL Kondensmilch (7,5% F.)*
- *2 EL Vollkornsemmelbrösel*
- *1 EL geriebener Parmesan*
- *2 EL Olivenöl*

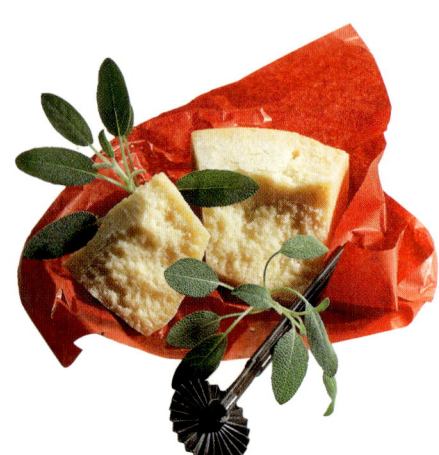

1. Das Gemüse putzen. Die Zucchini waschen und die Möhre schälen. Die Champignons vorsichtig abreiben oder waschen. Dann alles in mittelgroße Würfel schneiden. Das Fischfilet in ebenso große Stücke schneiden.

2. Den Weißwein zusammen mit dem Wasser, Salz, Pfeffer und den Lorbeerblättern aufkochen. Die Fischstücke hineingeben und etwa 2 Minuten ziehen lassen. Sie dann herausnehmen und zur Seite stellen.

3. Den Backofen auf 250 °C (Oberhitze) vorheizen. Die Karotten in den Fischsud geben und halb gar kochen. Nun die Zucchini- und Champignonwürfel hinzugeben und alles fertiggaren.

4. Danach das Bindemittel einrühren und etwa 3 Minuten quellen lassen. In der Zwischenzeit die Salbeiblätter waschen, trockentupfen und von Hand grob zerzupfen. Eine feuerfeste Form mit der Butter einfetten.

5. Die Lorbeerblätter aus der Sauce nehmen. Diese mit Salz und Pfeffer abschmecken und die Fischwürfel, den Salbei und die Kondensmilch vorsichtig darunterheben. Alles in die Form geben.

6. Die Semmelbrösel mit dem Parmesankäse mischen und auf das Fischragout verteilen. Zum Schluß das Olivenöl darüberträufeln.

7. Das Fischragout im Backofen auf der oberen Schiene bei starker Oberhitze goldbraun überbacken.
Dazu passen Salzkartoffeln, Naturreis oder breite Bandnudeln (KHE berechnen). Ein knackiger Salat rundet dieses Gericht ab.

340 kcal / 32 g E / 13 g F / 11 g verwertbare KH / ca. ½ KHE / 4 g BS

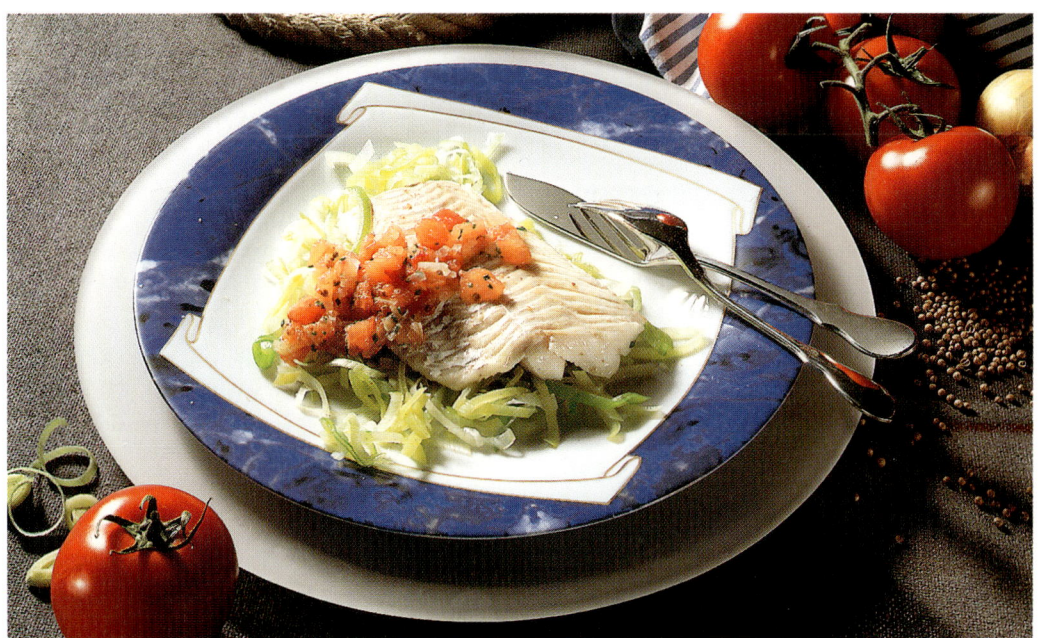

Kabeljaufilet auf Lauchgemüse

• • •

2 Portionen
Zubereitungszeit: ca. 30 Min.

- 200 g Tomaten
- 1 kleine Zwiebel
- 1 TL Koriander-
  körner
- 300 g Lauch
- 1 TL Instant-
  Gemüsebrühe
- geriebene
  Muskatnuß
- Pfeffer
- 2 Kabeljaufilets
  (à ca. 150 g)
- Salz
- 100 ml trockener
  Weißwein
- 1 EL Butter
- 1 EL Schnitt-
  lauchröllchen

1. Die Tomaten über Kreuz einritzen, kurz in kochendes Wasser tauchen, abschrecken und enthäuten. Sie dann von den Stielansätzen befreien, halbieren, entkernen und würfeln.

2. Die Zwiebel schälen und fein würfeln. Die Korianderkörner grob zerstoßen.

3. Den Lauch putzen, waschen und schräg in Ringe schneiden. Diese in wenig Wasser zusammen mit Kräutersalz, Muskat und Pfeffer knapp gar kochen.

4. Den Backofen auf 80 °C vorheizen. Die Fischfilets mit Salz und Pfeffer würzen. Zusammen mit dem Weißwein zum Kochen bringen und 2 bis 3 Minuten garen. Sie danach vorsichtig aus dem Sud heben.

5. Die Lauchringe auf Tellern anrichten und die Fischfilets darauf legen. Das Ganze im Backofen warm halten.

6. Die Tomatenwürfel, die Zwiebel und den geschroteten Koriander in den Fischsud geben und alles kurz erhitzen. Die Butter und den Schnittlauch dazugeben und alles einmal umrühren. Die Fischfilets mit der Sauce übergießen.

260 kcal / 31 g E / 6 g F / 10 g verwertbare KH / 0 KHE / 6 g BS

Gemüseeintopf mit Polentanocken

● ● ●

2 Portionen
Zubereitungszeit: ca. 45 Min.

Für die Polenta-nocken

- *160 ml Wasser*
- *1 TL Instant-Gemüsebrühe*
- *Pfeffer*
- *geriebene Muskatnuß*
- *2 EL Maisgrieß*
- *1 Ei*
- *2 EL geriebener Parmesan*
- *2 EL gehackte Petersilie*

Für den Eintopf

- *1 Möhre (ca. 100 g)*
- *1 St. Sellerie-knolle (ca. 100 g)*
- *100 g Blumen-kohl*
- *100 g grüne Bohnen*
- *2 Kartoffeln (ca. 160 g)*
- *600 ml Gemüse-brühe (aus Instantpulver)*
- *Salz, Pfeffer*
- *geriebene Muskatnuß*
- *2 EL Schnitt-lauchröllchen*
- *2 EL Butter*

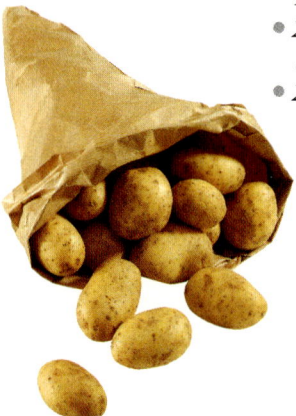

Tip

Frisch geriebene Muskatnuß entwickelt mehr Aroma als gemahlener Muskat aus dem Glas. Achten Sie darauf, daß Sie schwere Nüsse verwenden. Die leichten sind überaltert und enthalten nur noch wenig ätherische Öle.

1. Das Wasser zusammen mit der Instant-Gemüsebrühe und Pfeffer aufkochen. Den Maisgrieß in das kochende Wasser einrieseln lassen und unter kräftigem Rühren 2 bis 3 Minuten rösten. Ihn dann zur Seite stellen und etwa 5 Minuten abkühlen lassen.

2. Nun das Ei, den Parmesan und die gehackte Petersilie darunterrühren. Aus der Polentamasse mit nassen Händen längliche Klößchen formen.

3. Für den Eintopf das Gemüse und die Kartoffeln putzen, waschen oder schälen und in gleich große Stücke schneiden. Diese zusammen mit der Gemüsebrühe in einen großen Topf geben, aufkochen und bei mittlerer Hitze zugedeckt in ungefähr 20 Minuten bißfest garen.

4. In der Zwischenzeit in einem anderen Topf reichlich Salzwasser erhitzen. Die Polentanocken ins kochende Wasser geben, die Hitze zurückschalten und die Bällchen etwa 5 Minuten ziehen lassen. Sie sind gar, wenn sie an die Oberfläche steigen.

5. Den Gemüseeintopf kurz vor dem Servieren kräftig mit Salz, Pfeffer und Muskat abschmecken. Die Polentanocken als Einlage hineingeben. Das Ganze mit dem Schnittlauch bestreuen und die Butter in Flöckchen darauf verteilen.

330 kcal / 13 g E / 16 g F / 28 g verwertbare KH / ca. 1½ KHE / 8 g BS

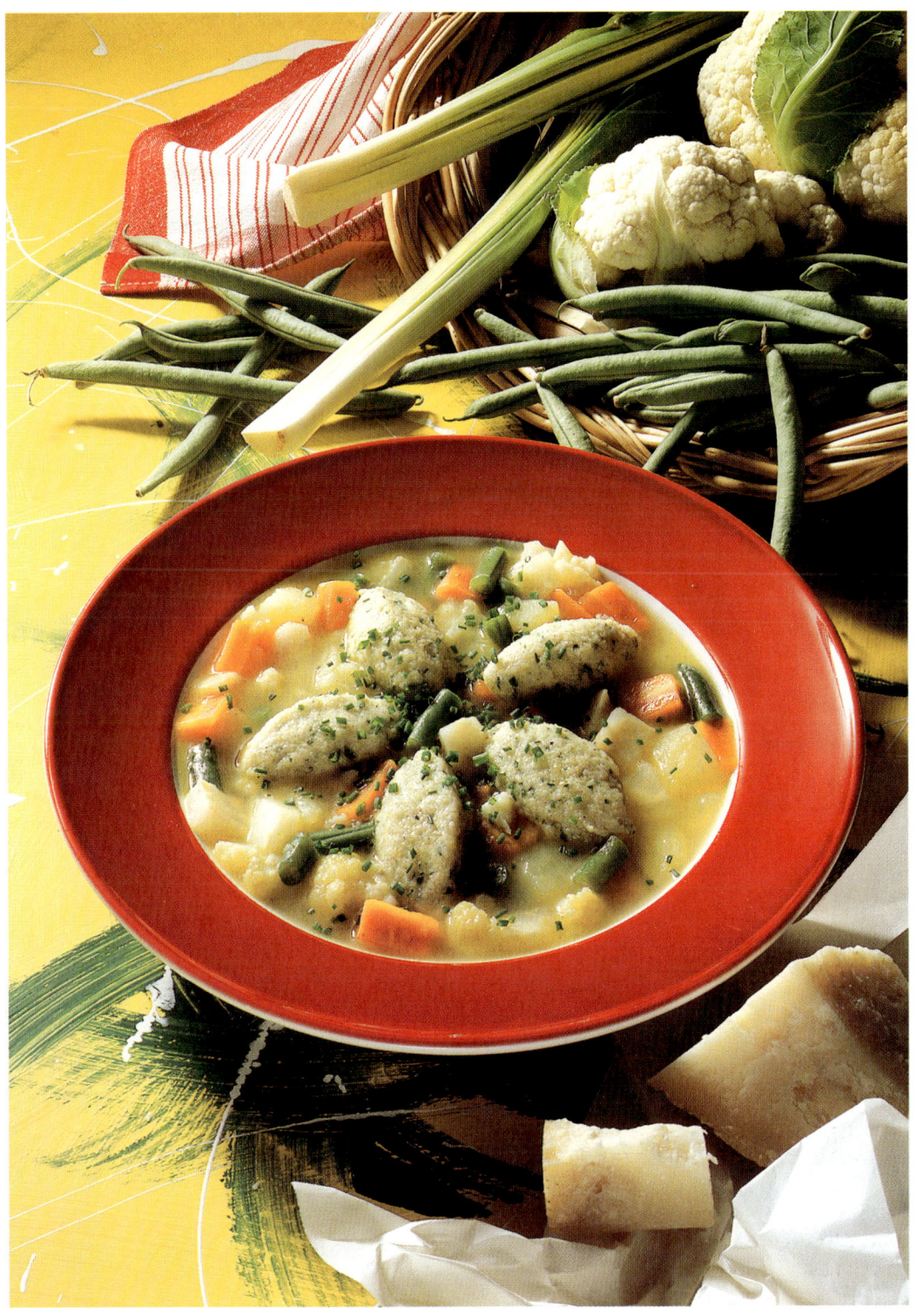

Hauptgerichte

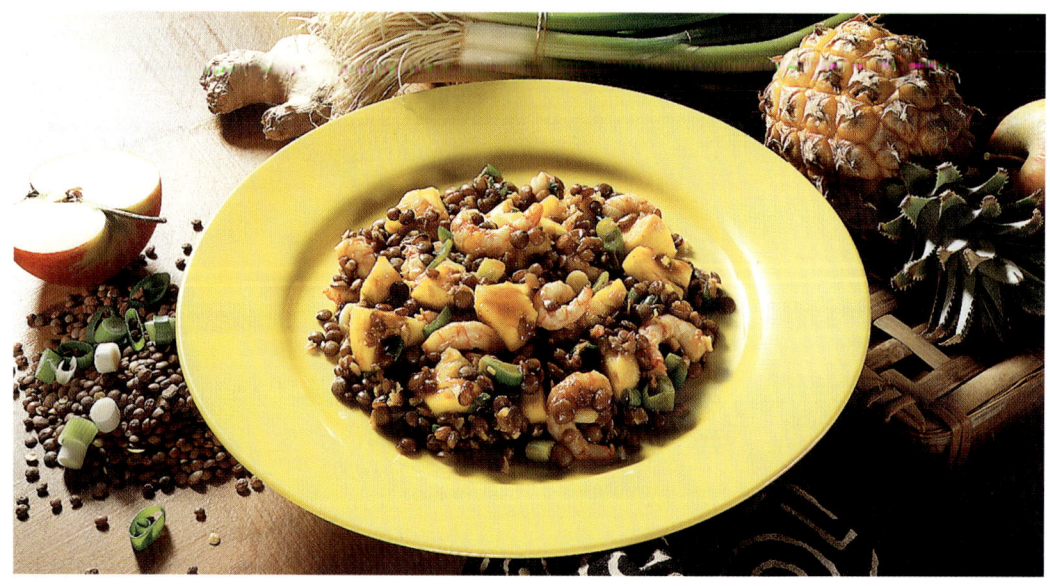

Linsencurry

● ● ●

2 Portionen
Zubereitungszeit: ca. 40 Min.
(plus Einweichzeit über Nacht)

- *100 g braune Linsen*
- *1/2 Bund Lauchzwiebeln*
- *1 kleiner Apfel (ca. 100 g)*
- *2 Scheiben ungezuckerte Ananas (ca. 100 g)*
- *1 St. Ingwerknolle (ca. 2 cm)*
- *2 EL Öl*
- *2 TL Currypulver*
- *2 TL Vollkornmehl*
- *2 EL Essig*
- *4 EL Sojasauce*
- *100 g geschälte TK-Krabben*
- *Salz, Pfeffer*

1. Die Linsen in reichlich Wasser über Nacht einweichen.

2. Die Krabben auftauen lassen. Die Linsen mit dem Wasser aufsetzen und zugedeckt etwa 30 Minuten garen.

3. Die Lauchzwiebeln putzen, waschen und in Ringe schneiden. Den Apfel waschen und das Kerngehäuse entfernen. Den Apfel und die Ananasscheiben in mundgerechte Würfel schneiden. Den Ingwer schälen und fein würfeln.

4. Das Öl in einer Pfanne erhitzen und die Lauchzwiebeln darin andünsten. Currypulver und Vollkornmehl darüberstäuben, verrühren und Essig, Sojasauce und 100 ml Linsensud hinzugeben. Etwa 2 Minuten köcheln lassen.

5. Inzwischen die Krabben abspülen und abtropfen lassen. Sie dann zusammen mit den Obststücken und dem Ingwer in die Pfanne geben und erhitzen.

6. Die gegarten Linsen abgießen, mit den Zutaten aus der Pfanne mischen und mit Salz, Pfeffer und Currypulver würzen.

440 kcal / 26 g E / 13 g F / 47 g verwertbare KH / ca. 3 KHE / 11 g BS

Bunter Hirsetopf

• • •

2 Portionen
Zubereitungszeit: ca. 40 Min.

- *80 g Hirse*
- *1 kleine Zwiebel*
- *2 Knoblauch-
  zehen*
- *je ¹/₂ rote, grüne
  und gelbe
  Paprikaschote
  (à ca. 60 g)*
- *1 EL Öl*
- *2 TL Paprika-
  pulver*
- *200 ml Gemüse-
  brühe (aus
  Instantpulver)*
- *Salz, Pfeffer*
- *2 Lorbeerblätter*
- *1 Rosmarinzweig*
- *1 Oreganozweig*

1. Die Hirse in ein Sieb geben und erst mit heißem und dann mit kaltem Wasser abspülen. Abtropfen lassen und in einer trockenen Pfanne bei starker Hitze unter ständigem Rühren goldbraun anrösten. Die Hirse aus der Pfanne nehmen und beiseite stellen.

2. Die Zwiebel und die Knoblauchzehen schälen und fein würfeln. Die Paprikaschoten waschen, entkernen und in kleine Würfel schneiden.

3. Das Öl in einem Topf erhitzen und die Zwiebel- und Knoblauchwürfel darin glasig anschwitzen. Die Hirse hinzugeben und das Paprikapulver daraufstäuben. Das Ganze einmal umrühren und mit der Gemüsebrühe auffüllen. Einmal aufkochen und die Hirse dann im geschlossenen Topf bei schwacher Hitze ca. 5 Minuten garen.

4. Inzwischen den Rosmarin und den Oregano waschen, trockenschütteln und die Nadeln bzw. die Blättchen von den Zweigen abstreifen oder abzupfen. Die frischen Kräuter zusammen mit den Lorbeerblättern zur Hirse geben und alles mit Salz und Pfeffer würzen.

5. Nach 5 Minuten Garzeit die Paprikawürfel hinzugeben und die Hirse in weiteren 15 Minuten weich kochen. Vor dem Servieren die Lorbeerblätter entfernen.

230 kcal / 6 g E / 8 g F / 32 g verwertbare KH / ca. 2 KHE / 5 g BS

Tip

Wenn Sie die Hirse, wie in Schritt 1 beschrieben, vor der Zubereitung rösten, bleibt sie beim Garen locker und körnig. Sie können Hirse auf Vorrat rösten, indem Sie die Körner auf einem Backblech verteilen und dann bei 220 °C im vorgeheizten Backofen 10 bis 15 Minuten darren. Bewahren Sie die ausgekühlte Hirse danach in gut schließenden Schraubgläsern oder Vorratsdosen auf.

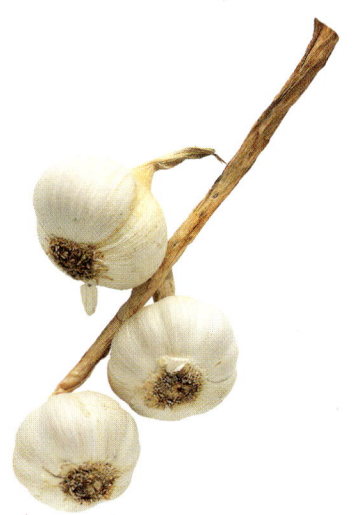

Variation

Sie können dieses Gericht beliebig erweitern. Überstreuen Sie es doch einmal mit gewürfeltem Schafs- oder Ziegenkäse.

Kräuterspätzle mit Gorgonzolasauce

● ● ●

2 Portionen
Zubereitungszeit: ca. 1½ Std.
(davon ca. 1 Std. Quellzeit)

Für die Spätzle
- *120 g sehr fein gemahlenes Vollkornmehl*
- *1 Ei*
- *80 ml Wasser*
- *1 TL Öl*
- *Salz, Pfeffer*
- *geriebene Muskatnuß*

Für die Sauce
- *300 g Tomaten*
- *2 kleine Zwiebeln*
- *1 Rosmarinzweig*
- *1 Liebstöckelzweig*
- *1 EL Öl*
- *Salz, Pfeffer*
- *geriebene Muskatnuß*
- *100 g Gorgonzola (50% F. i.Tr.)*
- *2 EL Schnittlauchröllchen*

Variation

Statt Gorgonzola können Sie auch geriebenen Emmentaler oder eine andere Hartkäsesorte verwenden.

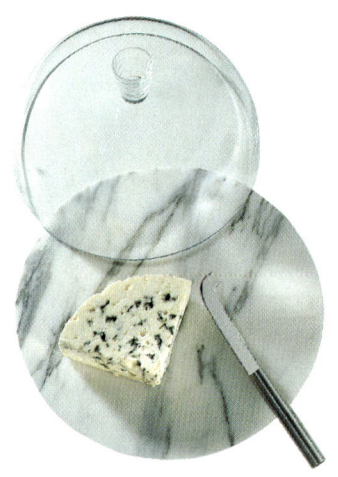

1. Das Mehl mit Ei, Wasser, Öl und den Gewürzen in eine Schüssel geben und zu einem nicht zu festen Teig schlagen, bis er Blasen wirft. Ihn zugedeckt etwa 1 Stunde quellen lassen.

2. Inzwischen die Tomaten waschen, halbieren, von den Stielansätzen befreien, entkernen und würfeln. Die Zwiebeln schälen und in feine Würfel schneiden. Den Rosmarin und den Liebstöckel waschen, trockenschütteln und die Nadeln bzw. die Blättchen von den Zweigen abstreifen oder -zupfen.

3. In einem großen Topf reichlich Salzwasser aufkochen. Den Spätzleteig durch eine Presse oder einen Spätzlehobel direkt in das kochende Wasser geben. Sobald die Spätzle an die Oberfläche steigen, sie abschöpfen, abschrecken und abtropfen lassen.

4. In einer beschichteten Pfanne das Öl erhitzen und die Zwiebelwürfel darin glasig anschwitzen. Die Tomatenwürfel und die Spätzle hinzugeben und mit Salz, Pfeffer und Muskat nachwürzen.

5. Den Gorgonzola über die Spätzle bröseln. Den Schnittlauch und die abgezupften Kräuter hinzugeben. Das Ganze sehr vorsichtig miteinander vermengen und so lange erhitzen, bis der Käse geschmolzen ist.
Dazu paßt Zucchini-Bohnen-Tomaten-Salat (S. 48).

570 kcal / 23 g E / 28 g F / 50 g verwertbare KH / ca. 3 KHE / 11 g BS

Gemüselasagne

● ● ●

2 Portionen
Zubereitungszeit: ca. 1 Std.
(davon 30 Min. Backzeit)

- 400 g Tomaten
- 1 Bund Basilikum
- 20 g schwarze Oliven ohne Stein
- 1 kleiner Kohlrabi (ca. 100 g)
- 1 Zucchini (ca. 100 g)
- Salz
- 1 kleine Zwiebel
- 2 Knoblauchzehen
- 3 EL Öl
- 2 EL Tomatenmark
- 300 ml Gemüsebrühe (aus Instantpulver)
- Pfeffer
- geriebene Muskatnuß
- 100 g Champignons
- 120 g weiße Lasagneblätter (ohne Vorkochen)
- 2 EL geriebener Parmesan

1. Die Tomaten über Kreuz einritzen, kurz in kochendes Wasser tauchen, herausnehmen, abschrecken und enthäuten. Sie dann von den Stielansätzen befreien, halbieren, entkernen und fein würfeln.

2. Den Backofen auf 200 °C vorheizen. Das Basilikum waschen, trockentupfen, die Blättchen von den Stielen abstreifen und von Hand grob zerzupfen. Die Oliven fein hacken.

3. Den Kohlrabi schälen und in große, dünne Scheiben schneiden. Die Zucchini putzen, waschen und längs in lange Scheiben schneiden. Die Gemüsescheiben in wenig Salzwasser zugedeckt bißfest dünsten. Nach der Garzeit aus dem Kochwasser nehmen und beiseite stellen.

4. Die Zwiebel und die Knoblauchzehen schälen und fein würfeln. In einer beschichteten Pfanne 1 Eßlöffel Öl erhitzen. Die Würfelchen darin anschwitzen, das Tomatenmark hinzugeben und leicht anrösten.

5. Das Ganze mit der Gemüsebrühe ablöschen. Die Tomatensauce nun mit Salz, Pfeffer und Muskat abschmecken und einmal aufkochen.

6. Die Champignons putzen, vorsichtig abreiben oder waschen und in Scheiben schneiden. Eine feuerfeste Form mit 1 Eßlöffel Öl einpinseln. Die Form im Wechsel mit Tomatensauce, Lasagneblättern, Kohlrabi-, Zucchini- und Champignonscheiben sowie den Basilikumblättchen auslegen. Auf diese Art fortfahren, bis alle Zutaten verbraucht sind, dabei soll die Tomatensauce die letzte Schicht bilden. Diese mit dem Parmesan und den gehackten Oliven bestreuen. Mit dem restlichen Eßlöffel Öl beträufeln und im Backofen etwa 35 Minuten goldbraun überbacken.

470 kcal / 18 g E / 17 g F / 55 g verwertbare KH / ca. 3 KHE / 9 g BS

Variationen

● *Für die Gemüsefüllung der Lasagne können Sie auch Paprikaschoten und Auberginen verwenden.*
● *Bringen Sie noch einen Farbtupfer in die Lasagne: Schichten Sie abwechselnd weiße und grüne Lasagneblätter in die Form ein. Bitte beachten Sie hier, daß beide Sorten „ohne Vorkochen" sind.*

Hauptgerichte

Würziges Paprikaragout

• • •

2 Portionen
Zubereitungszeit: ca. 25 Min.

- *1 grüne Paprika-schote (ca. 200 g)*
- *200 g Champi-gnons*
- *200 g Tomaten*
- *1 kleine Zwiebel*
- *2 Knoblauchzehen*
- *1 EL Öl*
- *Salz, Pfeffer*
- *$^1/_2$ TL Korian-derkörner*
- *$^1/_2$ TL scharfes Paprikapulver*
- *100 ml Gemüse-brühe (aus Instantpulver)*
- *40 g Mungo-bohnensprossen*

1. Die Paprikaschote waschen, halbieren, entkernen und in etwa 1 cm große Rauten schneiden. Die Champignons putzen, vorsichtig abreiben oder waschen und vierteln. Die Tomaten waschen, von den Stielansätzen befreien und in mundgerechte Stücke schneiden. Die Zwiebel und die Knoblauchzehen schälen und fein würfeln.

2. In einer beschichteten Pfanne das Öl erhitzen und die Zwiebel- und Knoblauchwürfelchen darin glasig anschwitzen. Dann die Paprikastücke und die Champignons hinzugeben. Alles mit Salz, Pfeffer, Koriander und Paprikapulver würzen.

3. Die Hälfte der Gemüsebrühe angießen und das Ragout zugedeckt etwa 5 Minuten köcheln lassen. Die Tomatenstücke hinzugeben und alles weitere 3 Minuten bei schwacher Hitze garen. Bei Bedarf noch etwas Gemüsebrühe hinzufügen.

4. Das Paprikaragout auf 2 Teller verteilen und mit den Sprossen bestreut servieren. Dazu paßt Naturreis (KHE berechnen). *(auf dem Foto: oben)*

120 kcal / 6 g E / 6 g F / 9 g verwertbare KH / 0 KHE / 7 g BS

Überbackener Spinat

• • •

2 Portionen
Zubereitungszeit: ca. 25 Min.

- *500 g frischer Blattspinat*
- *1 kleine Zwiebel*
- *2 Knoblauch-zehen*
- *2 EL Öl*
- *Salz, Pfeffer*
- *geriebene Muskatnuß*
- *80 g Magerquark*
- *1 Ei*
- *4 EL Milch (3,5% F.)*
- *2 EL geriebener Parmesan*
- *1 EL Butter*

1. Den Backofen auf 220 °C vorheizen. Den Blattspinat verlesen und putzen, dabei die groben Stiele abbrechen. Den restlichen Spinat gründlich waschen. Die Zwiebel und die Knoblauchzehen schälen und fein würfeln.

2. Eine feuerfeste Platte mit wenig Öl einpinseln. Das restliche Öl in einem großen Topf erhitzen und Zwiebeln und Knoblauch darin glasig anschwitzen. Den tropfnassen Spinat hinzugeben und alles mit Salz, Pfeffer und Muskat würzen. Den Spinat unter gelegentlichem Rühren bei schwacher Hitze zusammenfallen lassen.

3. Den Spinat mit den Zwiebeln und dem Knoblauch in einem Sieb abtropfen lassen. Dann mit 2 Eßlöffeln von dem Gemüse längliche Nocken abstechen. Diese auf die gefettete Platte setzen.

4. Den Quark mit Ei, Milch und Parmesan glattrühren und auf dem Spinat verteilen. Die Butter in Flöckchen darauf geben. Den Spinat im Ofen auf der oberen Schiene etwa 5 Minuten überbacken. *(auf dem Foto: unten)*

260 kcal / 20 g E / 16 g F / 8 g verwertbare KH / 0 KHE / 4 g BS

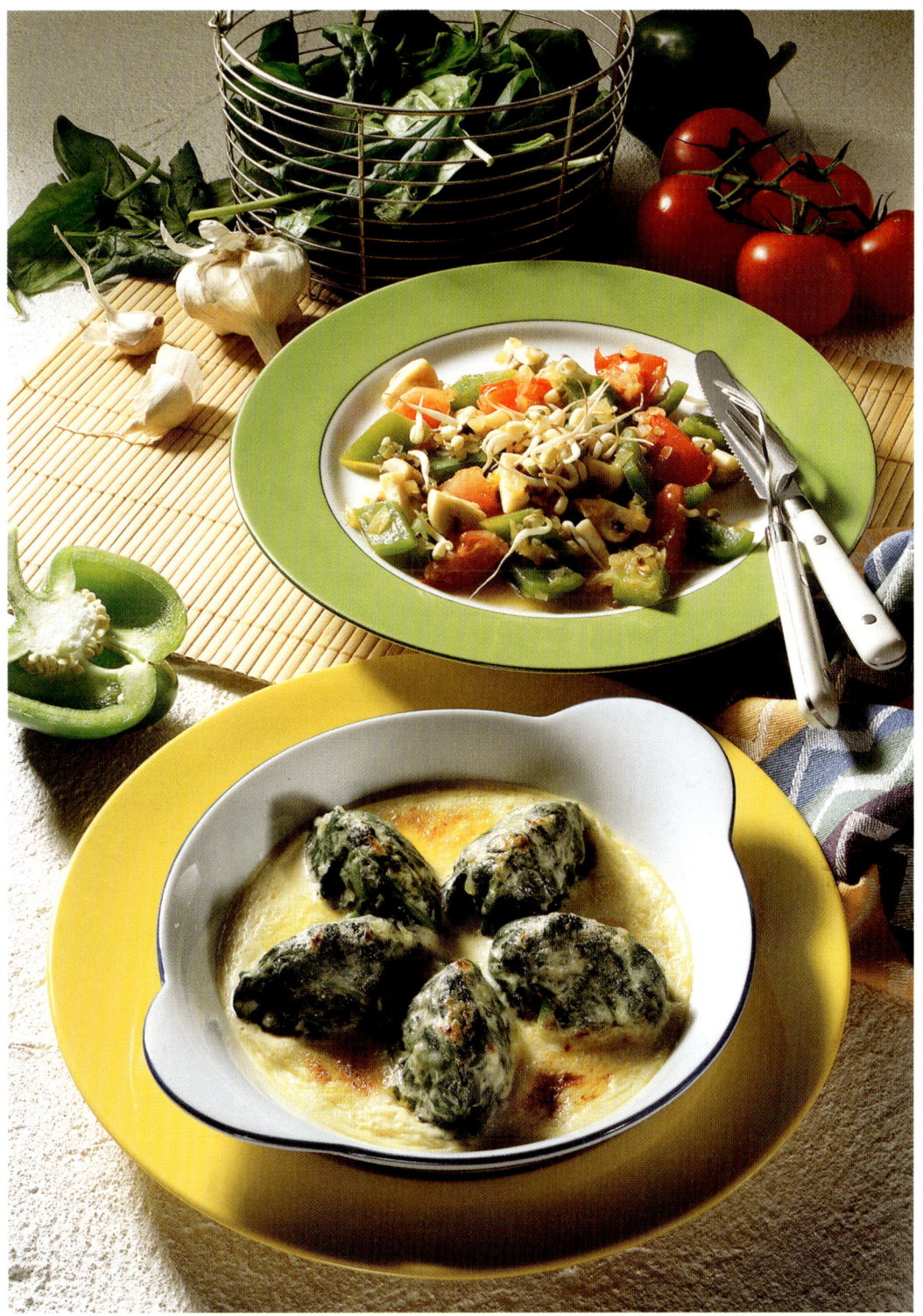

Gefüllte Auberginen

● ● ●

2 Portionen
Zubereitungszeit: ca. 40 Min.

- *Salz, Pfeffer*
- *2 EL Sojasauce*
- *1 EL Sojaöl*
- *1 große Auber-
  gine (ca. 300 g)*
- *4 Chinakohl-
  blätter*
- *1/2 grüne
  Paprikaschote
  (ca. 100 g)*
- *1/2 Bund
  Lauchzwiebeln*

- *1 EL Sojaöl*
- *100 ml Milch
  (1,5% F.)*
- *geriebene
  Muskatnuß*
- *1 Scheibe
  Kochschinken
  ohne Fettrand
  (ca. 40 g)*
- *1 EL gehackter
  Dill*
- *1 EL gehackte
  Petersilie*

Variation

*Wenn Sie die Auberginen rein vegetarisch
zubereiten möchten, lassen Sie den Schinken weg, und mischen Sie stattdessen
Goudawürfel unter die Gemüsestreifen.*

1. Den Backofen auf 200 °C vorheizen.
Salz, Pfeffer, Sojasauce und Öl miteinander verrühren. Die Aubergine waschen,
die Spitzen abschneiden und der Länge
nach halbieren. Die Anschnittfläche mit
der Würzmischung einreiben und die
Auberginenhälften im Ofen 20 bis
25 Minuten backen.

2. In der Zwischenzeit die Chinakohlblät-
ter, die Paprikaschote und die Lauchzwiebeln putzen, waschen und in dünne Streifen schneiden.

3. In einer beschichteten Pfanne das Öl
erhitzen und die Gemüsestreifen darin
andünsten. Dann die Milch angießen.
Alles mit Salz, Pfeffer und Muskat würzen
und zugedeckt bei mittlerer Hitze garen.

4. Inzwischen den Schinken in kleine
Würfel schneiden und zusammen mit den
Kräutern zu den Gemüsestreifen geben.

5. Die Auberginenhälften aus dem Ofen
nehmen und mit einem Löffel das weiche
Fruchtfleisch in der Mitte leicht ein-
drücken. Die Gemüsefüllung in diese
Vertiefung geben und die gefüllten
Auberginen sofort servieren.
Dazu passen Pellkartoffeln oder Reisge-
richte (KHE berechnen).

**230 kcal / 11 g E / 14 g F / 13 g verwertbare KH /
0 KHE / 5 g BS**

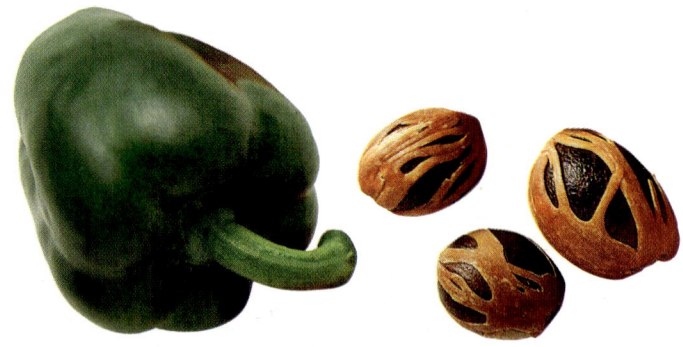

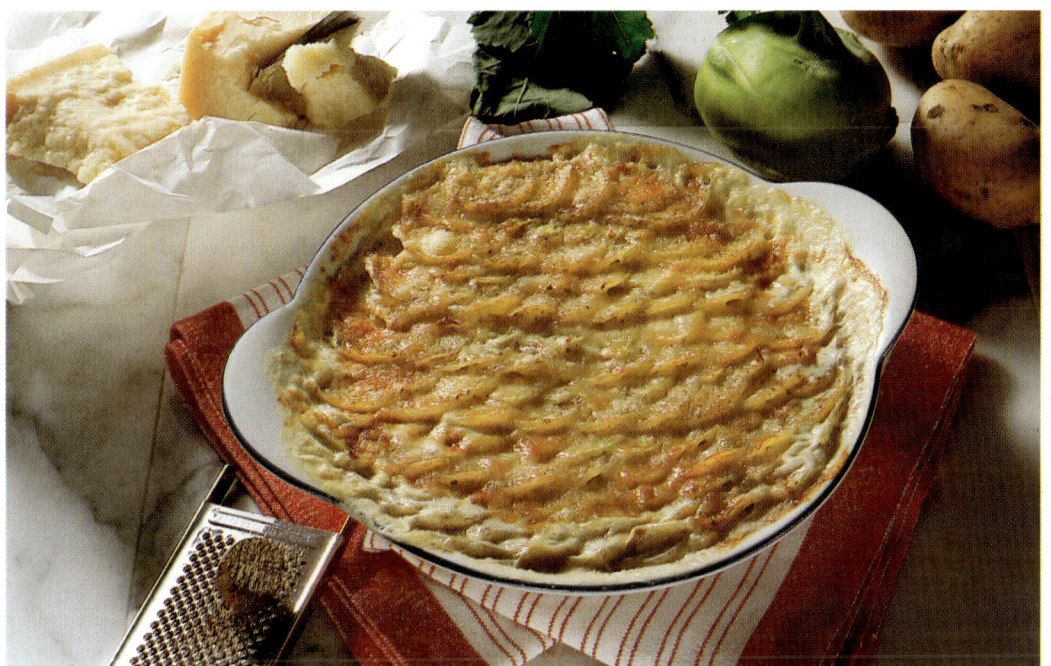

Kartoffel-Kohlrabi-Gratin

• • •

2 Portionen
Zubereitungszeit: ca. 1 Std.
(davon 45–50 Min. Backzeit)

- *4 Kartoffeln (ca. 320 g)*
- *1 großer Kohlrabi (ca. 200 g)*
- *Salz, Pfeffer*
- *geriebene Muskatnuß*
- *200 ml Milch (1,5% F.)*
- *4 EL geriebener Parmesan*
- *1 EL Butter*

1. Den Backofen auf 200 °C vorheizen. Die Kartoffeln und den Kohlrabi schälen. Den Kohlrabi vierteln und beides in dünne Scheiben schneiden.

2. Eine feuerfeste Form mit dem Öl einpinseln. Die Kartoffel- und die Kohlrabischeiben im Wechsel in die Form schichten und jede Lage mit Salz, Pfeffer und Muskat würzen.

3. Sobald alle Scheiben eingefüllt sind, sie mit der Milch übergießen und im Backofen auf der unteren Schiene etwa 30 Minuten backen.

4. Nach dieser Zeit das Ganze mit dem Parmesan bestreuen und die Butter in Flöckchen darauf verteilen. Das Gratin weitere 15 bis 20 Minuten im Ofen überbacken.

300 kcal / 16 g E / 9 g F / 35 g verwertbare KH / ca. 2 KHE / 5 g BS

Variation

Wenn Sie gerne Knoblauch essen, würzen Sie jede Schicht zusätzlich mit etwas zerdrücktem Knoblauch.

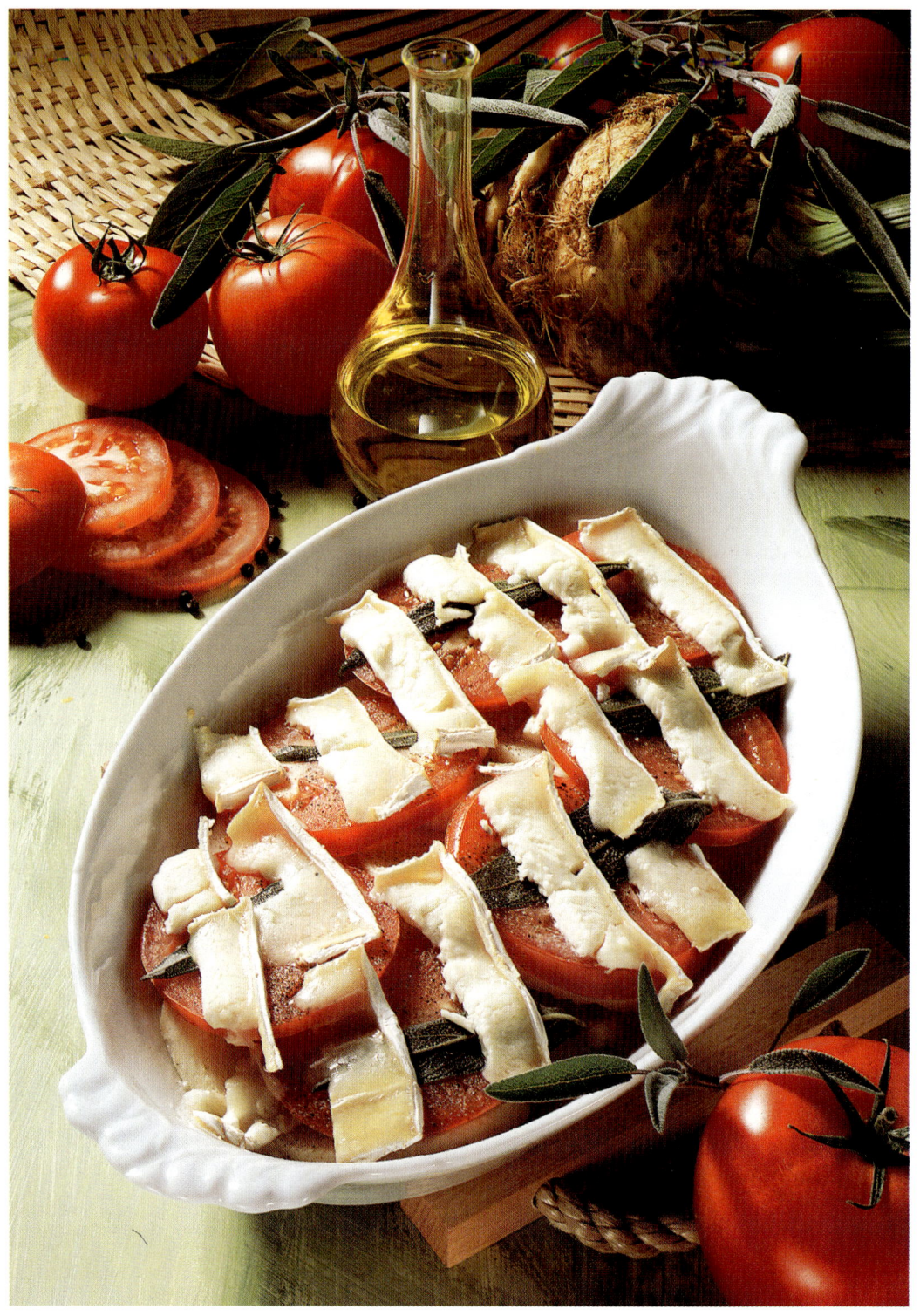

Sellerie-Tomaten-Gemüse mit Ziegenkäse

• • •

2 Portionen
Zubereitungszeit: ca. 40 Min.

- *1 ganze Sellerie-knolle (ca. 400 g)*
- *1 TL Instant-Gemüsebrühe*
- *1 TL Öl*
- *200 g Fleisch-tomaten*
- *einige Salbei-blätter*
- *schwarzer Pfeffer*
- *100 g Ziegen-camembert (45% F. i.Tr.)*

1. Den Sellerie putzen, dünn schälen und in etwa ½ cm dicke Scheiben schneiden. In einem Topf etwas Wasser mit der Instant-Gemüsebrühe aufkochen und die Selleriescheiben darin bißfest garen.

2. Inzwischen den Backofen auf 200 °C vorheizen. Eine feuerfeste Form mit dem Öl einpinseln. Die Salbeiblätter waschen und trockentupfen. Die Tomaten waschen, von den Stielansätzen befreien und in Scheiben schneiden.

3. Die gegarten Selleriescheiben in die Form legen. Sie mit den Tomatenscheiben belegen und dann die Salbeiblätter darauf verteilen. Zum Schluß alles mit schwarzem Pfeffer aus der Mühle würzen.

4. Den Ziegencamembert in dünne Scheiben schneiden und auf den Gemüsescheiben verteilen.

5. Das Gericht im Backofen auf der oberen Schiene in 7 bis 8 Minuten überbacken und sehr heiß servieren.
Dazu passen Pellkartoffeln oder Vollkornbaguette (KHE berechnen).

190 kcal / 12 g E / 11 g F / 8 g verwertbare KH / 0 KHE / 6 g BS

Tip

Käsesorten, die Sie zum Überbacken verwenden, sollten mindestens 45% F. i.T. enthalten. Fettärmere Sorten werden beim Überbacken oft hart und beeinträchtigen so den Genuß des Gerichtes.

Variation

Wenn Sie keinen Ziegenkäse bekommen oder ihn nicht mögen, eignet sich Schafskäse oder Emmentaler zum Überbacken.

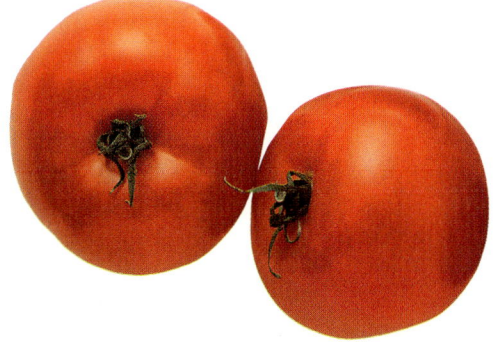

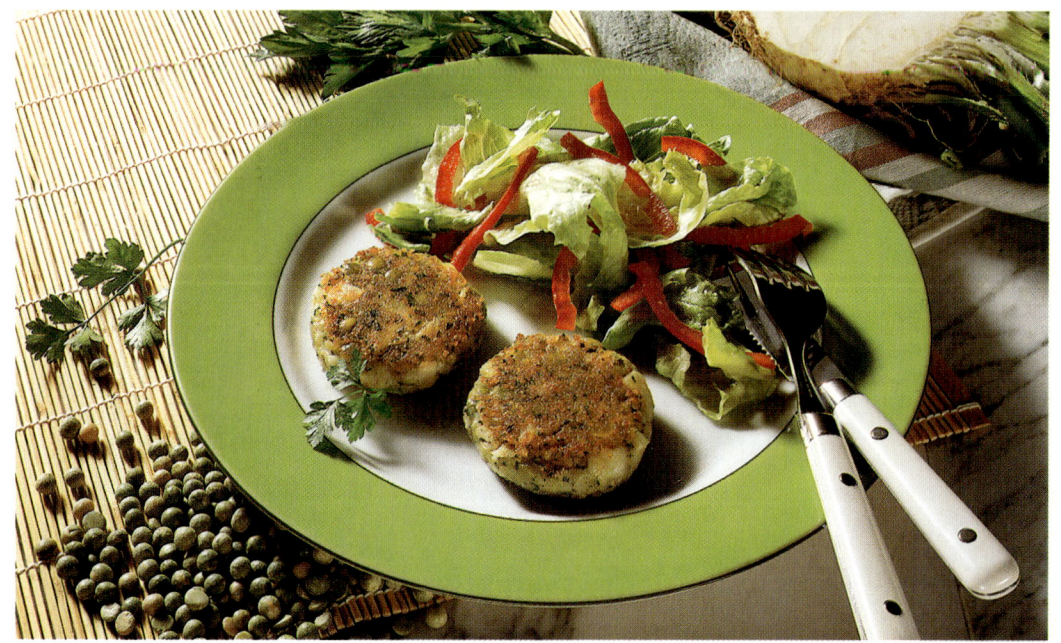

Erbsen–Sellerie–Bratling

• • •

2 Portionen
Zubereitungszeit: ca. 1¼ Std.
(davon 40 Min. Kochzeit)

- 50 g grüne Schälerbsen
- 1 ganze Sellerie-knolle (ca. 160 g)
- 2 Kartoffeln (ca. 160 g)
- 1 Majoranzweig
- 1 Liebstöckel-zweig
- 2 EL Vollkorn-semmelbrösel
- 2 EL gehackte Petersilie
- Salz, Pfeffer
- geriebene Muskatnuß
- 2 EL Öl

1. Die Schälerbsen in einem Topf mit reichlich Wasser aufsetzen und zugedeckt bei mittlerer Hitze in etwa 40 Minuten gar kochen. Die Sellerieknolle und die Kartoffeln gründlich waschen und separat in 2 Töpfen garen.

2. Inzwischen den Majoran und den Liebstöckel waschen, trockenschütteln und die Blättchen von den Zweigen zupfen. Sie dann fein hacken. Die gegarte Sellerieknolle und die Kartoffeln schälen und in kleine Würfel schneiden.

3. Die Erbsen nach ihrer Garzeit abschütten und mit den Sellerie- und Kartoffel-würfeln sowie den Semmelbröseln und den gehackten Kräutern zu einer einheitlichen Masse verkneten. Mit Salz, Pfeffer und Muskat abschmecken. 1 Eßlöffel Öl hinzugeben und nochmals durchkneten.

4. Aus der Masse kleine Bratlinge formen. In einer beschichteten Pfanne 1 Eßlöffel Öl erhitzen und die Bratlinge von beiden Seiten braten.
Dazu paßt eine große Portion Blattsalat.

280 kcal / 10 g E / 11 g F / 33 g verwertbare KH / ca. 2½ KHE / 7 g BS

Zucchinigratin

• • •

2 Portionen
Zubereitungszeit: ca. 50 Min.

- *2 Zucchini
  (ca. 400 g)*
- *2 Knoblauchzehen*
- *1 EL Öl*
- *1 Bund Borretsch*
- *200 ml Milch
  (1,5% F.)*
- *Salz, Pfeffer*
- *geriebene
  Muskatnuß*
- *2 EL Parmesan*
- *2 EL Vollkorn-
  semmelbrösel*

Variationen

● **Auf diese Art können Sie mit jeder beliebigen Gemüsesorte, z.B. Blumenkohl, Brokkoli oder Staudensellerie, ein köstliches Gratin zubereiten. Rechnen Sie etwa 200 g Gemüse pro Portion. Beachten Sie jedoch die unterschiedlichen Garzeiten der Gemüsesorten.**

● **Eine mediterrane Note bekommt dieses kalorienarme Gratin, wenn Sie frisches Basilikum anstelle des Borretsches verwenden.**

1. Den Backofen auf 200 °C vorheizen. Die Zucchini putzen, waschen und in etwa ½ cm dicke Scheiben schneiden.

2. Die Knoblauchzehen schälen und fein würfeln. Den Borretsch waschen, trockentupfen und die Blättchen von den Zweigen zupfen. Eine feuerfeste Form mit dem Öl einpinseln und mit dem Knoblauch und den Borretschblättern auslegen. Die Zucchinischeiben fächerartig in die Form setzen.

3. Die Milch erhitzen und mit Salz, Pfeffer und Muskat würzen. Die Zucchinischeiben damit übergießen und dann auf der unteren Schiene des Ofens garen.

4. Den Parmesan mit den Semmelbröseln mischen und nach etwa 20 Minuten Garzeit die Zucchini damit bestreuen. Sie noch weitere 20 Minuten garen, bis die Milch fast vollständig aufgesaugt ist. Dazu passen Pellkartoffeln (KHE berechnen) ausgezeichnet.

180 kcal / 11 g E / 8 g F / 15 g verwertbare KH / ca. ½ KHE / 2 g BS

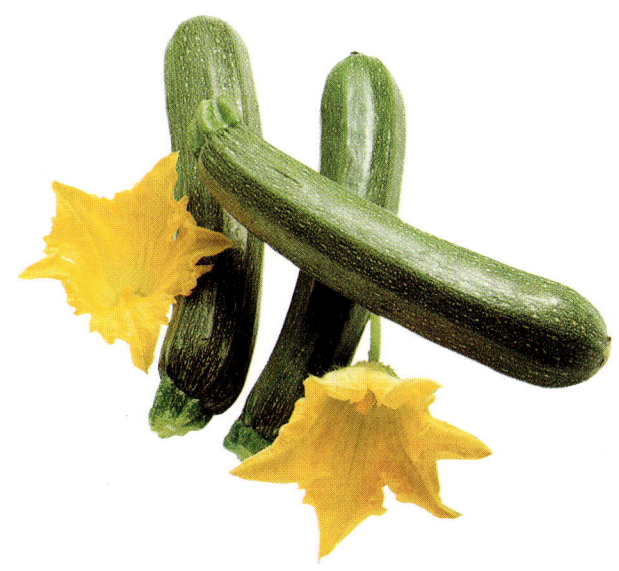

Getränke, Desserts und Gebäck

Tomatenkefir

1 Portion
Zubereitungszeit: ca. 10 Min.

- 1 große Tomate
- 300 ml Kefir
- 1 Knoblauchzehe
- 1 EL gehackte Petersilie
- Salz, Pfeffer

1. Die Tomate waschen, vom Stielansatz befreien und in feine Würfel schneiden. Den Kefir glattrühren und die Tomatenwürfel hinzugeben.

2. Den Knoblauch schälen, durch die Presse drücken und zum Kefir geben.

3. Das Ganze mit der Petersilie, etwas Salz und Pfeffer würzen und kühl servieren.
(auf dem Foto: links)

230 kcal / 11 g E / 11 g F / 16 g verwertbare KH / ca. 1 KHE / 2 g BS

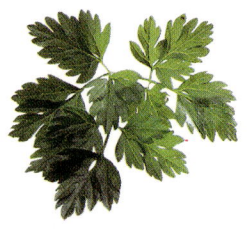

Melonenmilch

1 Portion
Zubereitungszeit: ca. 5 Min.

- 1 St. Honigmelone (ca. 75 g)
- 125 ml Milch (1,5% F.)
- flüssiger Süßstoff
- 1 EL Zitronensaft
- einige Blättchen Zitronenmelisse

1. Die Melone entkernen und das Fruchtfleisch aus der Schale lösen. Es zusammen mit der Milch im Mixer pürieren.

2. Die Melonenmilch mit etwa 3 Tropfen Süßstoff sowie Zitronensaft abschmecken, mit der Zitronenmelisse garnieren und gut gekühlt servieren.
(auf dem Foto: rechts)

90 kcal / 4 g E / 4 g F / 9 g verwertbare KH / ca. 1 KHE / 1 g BS

Tip

Für kalorienfreies Süßen von Getränken, Desserts und Tortenfüllungen ist flüssiger Süßstoff geeignet, der außerdem auch nicht auf KHE angerechnet werden muß.

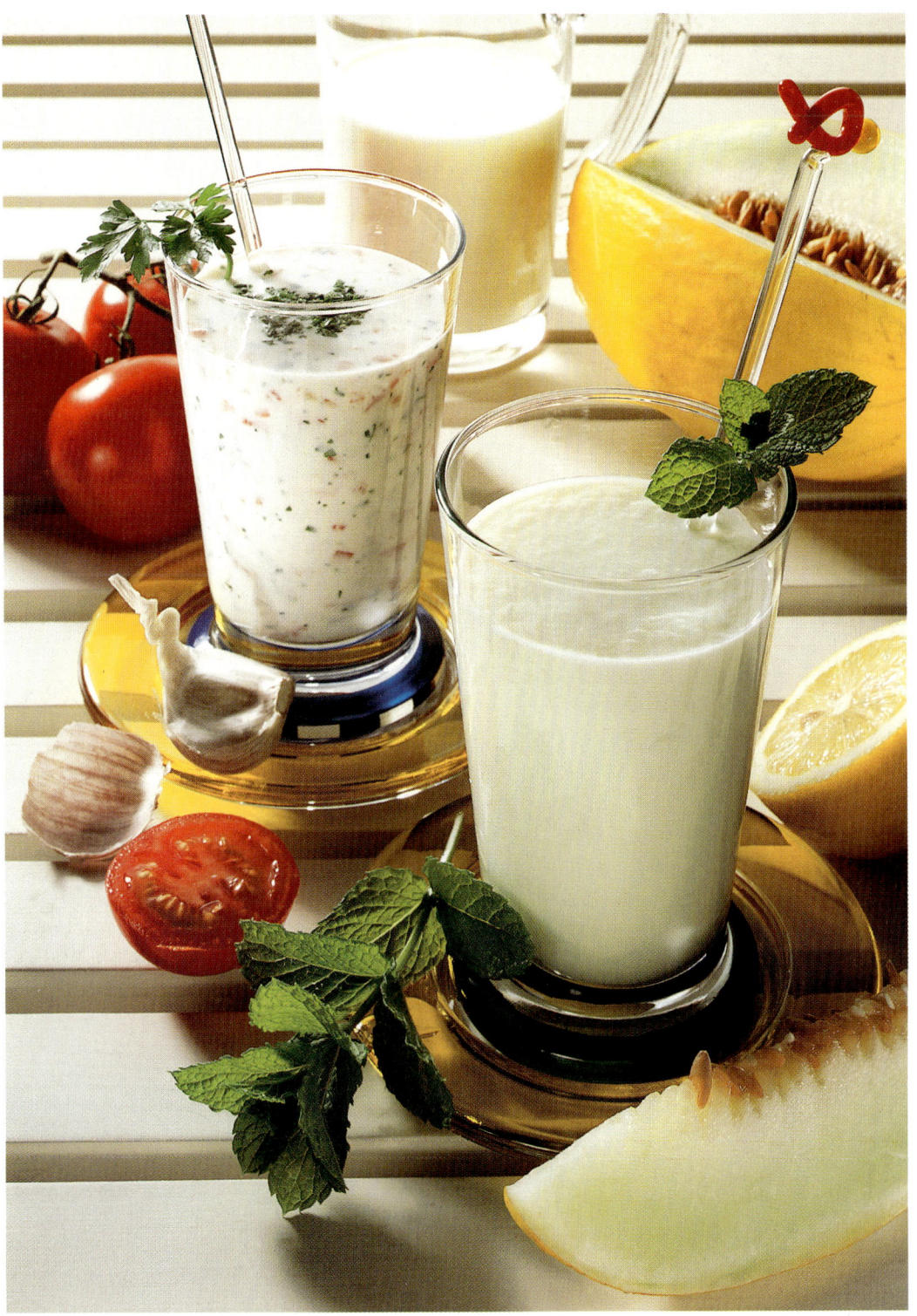

Getränke, Desserts und Gebäck

Eistee

● ● ●

1 Portion
Zubereitungszeit: ca. 5 Min.

- 2 Beutel Ceylon Assam Tee
- 300 ml Wasser
- 1 EL Zitronensaft
- flüssiger Süßstoff
- 1 St. Wassermelone (ca. 150 g)
- 1 kleiner Pfirsich (ca. 70 g)

1. Die Teebeutel mit dem kochenden Wasser überbrühen, das Ganze 2 bis 3 Minuten ziehen lassen und dann die Beutel herausnehmen. Den Tee auskühlen lassen.

2. Ihn mit 3 Tropfen Süßstoff und Zitronensaft abschmecken. Melone und Pfirsich schälen, entkernen und beide Früchte fein würfeln. Sie in den Tee geben und den Eistee gut gekühlt servieren.

60 kcal / 1 g E / 0 g F / 13 g verwertbare KH / ca. 1 KHE / 3 g BS

Variation

Eistee können Sie auch mit Früchtetee herstellen. Malventee gibt zum Beispiel einen kräftigen Geschmack und eine sehr schöne Farbe.

Rhabarber-Erdbeer-Salat

● ● ●

2 Portionen
Zubereitungszeit: ca 30 Min.
Kühlzeit: ca. 50 Min.

- 200 g Rhabarber
- 60 ml trockener Weißwein
- flüssiger Süßstoff
- Zimtpulver
- 200 g Erdbeeren
- 250 g Naturjoghurt (3,5% F.)
- 2 EL Mandelblättchen

1. Den Rhabarber dünn schälen und in etwa 1 cm lange Stücke schneiden.

2. Den Weißwein mit 4 Tropfen Süßstoff und etwas Zimt aufkochen, dann den Rhabarber hinzugeben. Das Ganze einmal aufkochen lassen. Den Topf sofort in kaltes Wasser stellen, damit der Rhabarber nicht zu weich wird.

3. Die Erdbeeren waschen, entstielen und halbieren. Sie zum Rhabarber geben und alles etwa 50 Minuten im Kühlschrank marinieren.

4. In der Zwischenzeit den Joghurt mit etwas Zimt und 4 Tropfen Süßstoff glattrühren. Die Mandelblättchen in einer Pfanne anrösten und abkühlen lassen.

5. Die Joghurtsauce auf 2 Teller gießen und den Rhabarber-Erdbeer-Salat darauf anrichten. Das Ganze mit den Mandelblättchen bestreuen.

140 kcal / 9 g E / 2 g F / 14 g verwertbare KH / ca. 1 KHE / 6 g BS

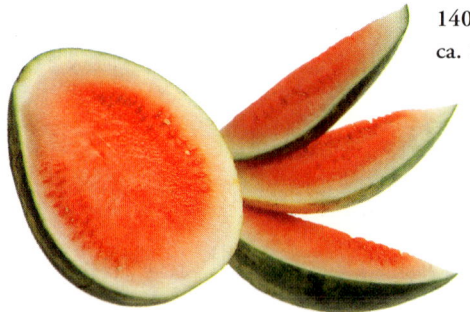

Getränke, Desserts und Gebäck

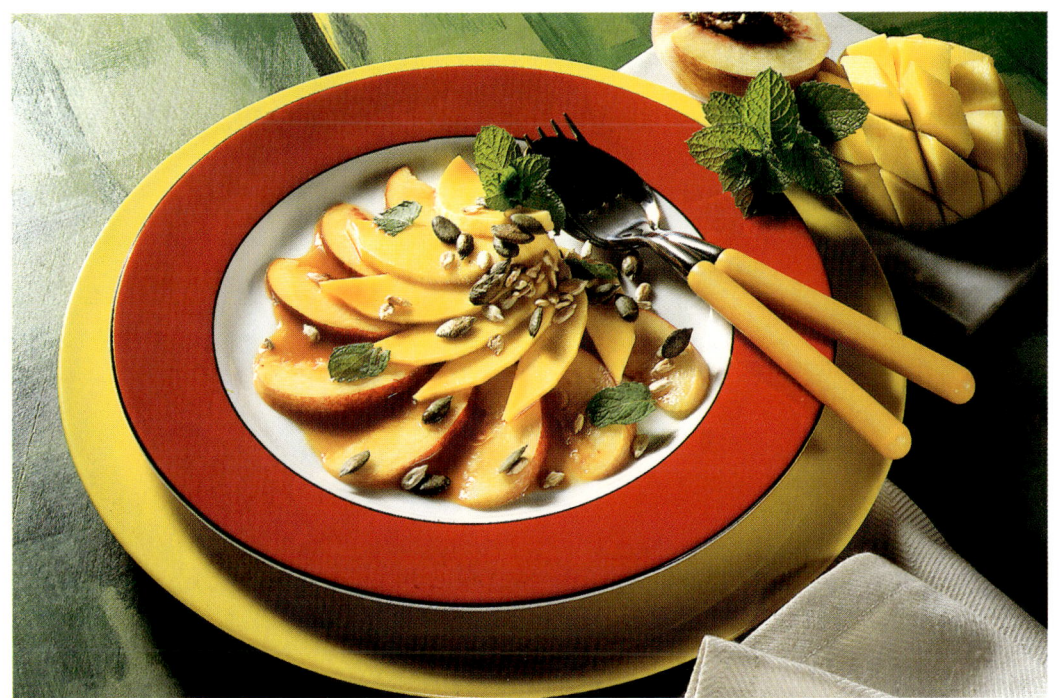

Pfirsich-Mango-Salat mit Sanddornsauce

● ● ●

2 Portionen
Zubereitungszeit: ca. 1¹/₄ Std.
(davon 1 Std. Marinierzeit)

- *¹/₂ Mango
  (ca. 100 g)*
- *1 Pfirsich
  (ca. 140 g)*
- *4 EL trockener
  Weißwein*
- *60 ml unge-
  zuckerter
  Sanddornsaft*
- *flüssiger Süßstoff*
- *Saft von
  ¹/₂ Zitrone*
- *1 EL Kürbiskerne*
- *1 EL Sonnen-
  blumenkerne*
- *einige Blättchen
  Zitronenmelisse*

1. Die Mango schälen und entkernen. Den Pfirsich waschen, halbieren und entkernen. Das Fruchtfleisch beider Früchte in feine Scheiben schneiden.

2. Den Wein mit dem Sanddornsaft verrühren und mit etwa 3 Tropfen Süßstoff und Zitronensaft abschmecken. Die Flüssigkeit über die Früchte geben und das Ganze im Kühlschrank etwa 1 Stunde durchziehen lassen.

3. In der Zwischenzeit die Kürbiskerne und die Sonnenblumenkerne in einer Pfanne rösten und anschließend abkühlen lassen.

4. Den Pfirsich-Mango-Salat auf 2 flachen Tellern anrichten, mit den Kürbis- und Sonnenblumenkernen bestreuen und mit den Zitronenmelisseblättchen garnieren.

170 kcal / 4 g E / 7 g F / 16 g verwertbare KH /
ca. 1 KHE / 3 g BS

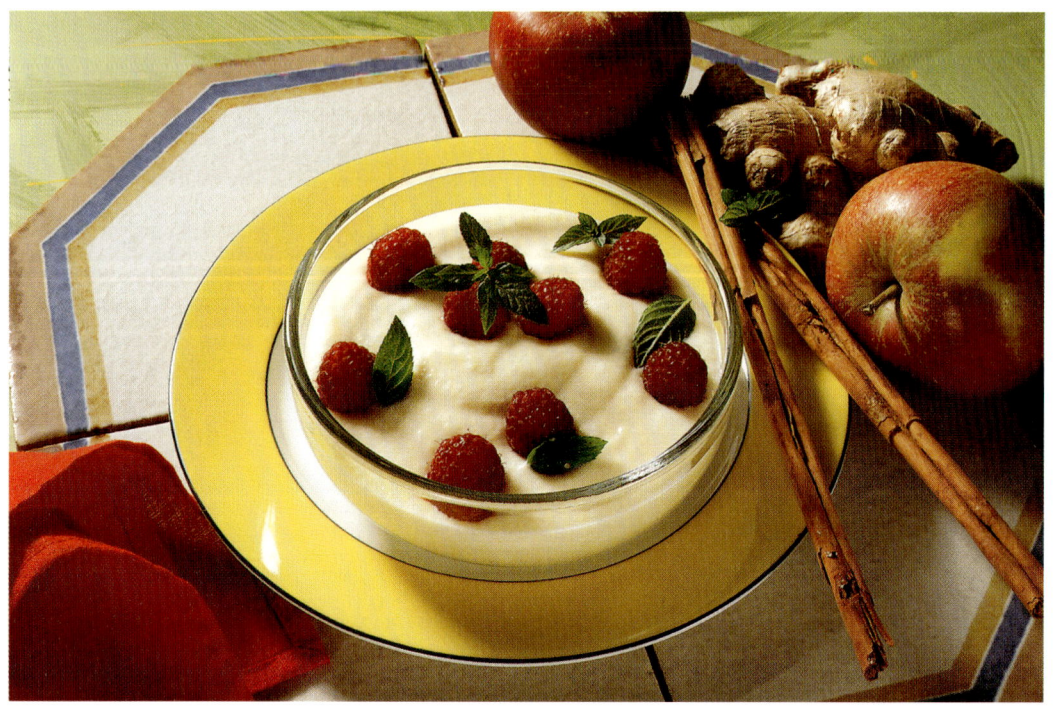

Apfel-Ingwer-Schaum

* * *

2 Portionen
Zubereitungszeit: ca. 1 Std.
(davon ca. 45 Min. Gar- und Abkühlzeit)

- 1 St. Ingwer-
  knolle (ca. 1 cm)
- 2 säuerliche Äpfel
  (ca. 200 g)
- Saft von $^1/_2$
  Zitrone
- flüssiger Süßstoff
- Zimtpulver
- 60 ml trockener
  Weißwein
- 100 g Mager-
  quark
- einige Himbeeren
- einige Minze-
  blättchen

Tip

Verwenden Sie für dieses Dessert Apfelsorten mit säuerlichem Aroma, z.B. Boskop oder Berlepsch.

1. Die Ingwerknolle schälen und fein würfeln. Die Äpfel waschen, vierteln, entkernen und zusammen mit Ingwer, Zitronensaft, 4 Tropfen Süßstoff, etwas Zimt und dem Weißwein in einem kleinen Topf zugedeckt gar dünsten.

2. Das Ganze anschließend abkühlen lassen. Die Äpfel aus dem Sud nehmen, durch ein Sieb streichen und zusammen mit dem Magerquark glattrühren. Die Masse nach Belieben mit Süßstoff und Zimtpulver abschmecken und locker aufschlagen.

3. Die Himbeeren waschen und verlesen. Den Fruchtschaum in 2 Gläser füllen und mit den Himbeeren und den Minzeblättchen garnieren.

110 kcal / 7 g E / 1 g F / 13 g verwertbare KH / ca. 1 KHE / 3 g BS

Joghurt-Mandarinen-Creme

● ● ●

2 Portionen
Zubereitungszeit: ca. 15 Min.

- *2 Mandarinen (à ca. 140 g)*
- *130 g Naturjoghurt (3,5% F.)*
- *2 EL saure Sahne*
- *2 TL Zitronensaft*
- *flüssiger Süßstoff*
- *einige Johannisbeeren*
- *einige Minzeblättchen*

1. Die Mandarinen schälen und in die einzelnen Segmente zerteilen. 4 Segmente für die Garnitur beiseite stellen. Die restlichen in kleine Würfel schneiden.

2. Den Joghurt mit der sauren Sahne glattrühren und mit Zitronensaft und etwa 6 Tropfen Süßstoff abschmecken. Die Johannisbeeren waschen, trockenschütteln und von den Rispen abstreifen.

3. Den Joghurt im Wechsel mit den Mandarinenstückchen in 2 hohe Dessertgläser füllen, dabei mit Joghurt abschließen. Das Dessert mit je 2 Mandarinensegmenten, den Johannisbeeren und den Minzeblättchen garnieren.

120 kcal / 4 g E / 5 g F / 13 g verwertbare KH / ca. 1 KHE / 2 g BS

Kefircreme mit Aprikosen

● ● ●

2 Portionen
Zubereitungszeit: ca. 15 Min.

- *130 g Aprikosen*
- *90 g gekeimte Weizenkörner*
- *1 St. Ingwerknolle (ca. 1 cm)*
- *2 EL Kokosraspel*
- *250 g Kefir*
- *Saft von ¹/₂ Zitrone*
- *flüssiger Süßstoff*

1. Die Aprikosen waschen und halbieren. Sie dann entkernen und in dünne Spalten schneiden.

2. Die gekeimten Weizenkörner unter kaltem Wasser abspülen und abtropfen lassen. Den Ingwer schälen und in feine Würfel schneiden.

3. Diese Zutaten zusammen mit den Kokosraspeln unter den Kefir mischen und das Ganze mit Zitronensaft und etwa 6 Tropfen Süßstoff abschmecken.

199 kcal / 7 g E / 9 g F / 19 g verwertbare KH / ca. 2 KHE / 4 g BS

Variation

Statt Aprikosen können Sie auch Pfirsiche, Pflaumen oder Beeren verwenden (KHE berechnen).

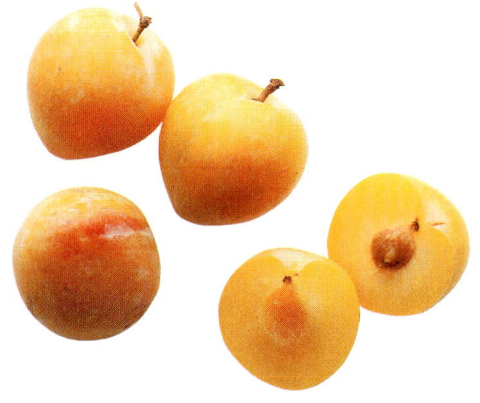

Himbeer-Mascarpone-Speise

• • •

2 Portionen
Zubereitungszeit: ca. 10 Min.

- 2 EL Mandel-blättchen
- 220 g Himbeeren
- 4 EL Mascarpone (ital. Frischkäse, 45% F. i.Tr.)
- 60 g Naturjoghurt (3,5% F.)
- flüssiger Süßstoff
- Zimtpulver
- 1 EL Zitronensaft
- einige Minzeblättchen

1. Die Mandelblättchen in einer Pfanne rösten und zerbröseln. Die Himbeeren waschen, verlesen und dann in 2 Dessertschälchen füllen.

2. Den Mascarpone mit dem Joghurt glattrühren und mit etwa 2 Tropfen Süßstoff, Zimt und Zitronensaft abschmekken. Die Mandeln darunterrühren.

3. Die Mascarponesauce so auf den Himbeeren verteilen, daß ein Teil der Früchte noch sichtbar bleibt. Das Ganze mit den Minzeblättchen garnieren und servieren. *(auf dem Foto: oben)*

110 kcal / 6 g E / 4 g F / 9 g verwertbare KH / ca. ½ KHE / 9 g BS

Variationen

● *Sie können anstelle von Mascarpone, dem typisch italienischen Frischkäse, auch deutschen Frischkäse verwenden.*
● *Wenn Sie Fett einsparen möchten, dann bereiten Sie die Sauce mit fettarmem Joghurt und mit saurer Sahne zu.*

Kiwigrütze mit Himbeersauce

• • •

2 Portionen
Zubereitungszeit: ca. 10 Min.
(plus ca. 1 Std. Kühlzeit)

- 3 Kiwis (ca. 240 g)
- 2 ML pflanzliches Bindemittel (ca. 2 g)
- 60 g Himbeeren
- 4 EL saure Sahne
- flüssiger Süßstoff

1. Die Kiwis waschen und schälen. Das Fruchtfleisch pürieren. Das Bindemittel mit dem Schneebesen darunterrühren, die Kiwigrütze in 2 Dessertschälchen füllen und kühl stellen.

2. In der Zwischenzeit die Himbeeren waschen. Für die Garnitur 2 Himbeeren beiseite stellen. Die restlichen mit einer Gabel zerdrücken. Sie dann mit der sauren Sahne verrühren und mit etwa 4 Tropfen Süßstoff abschmecken.

3. Die Himbeersauce auf der Kiwigrütze verteilen, mit je 1 Himbeere garnieren und das Ganze gut gekühlt servieren. *(auf dem Foto: unten)*

100 kcal / 2 g E / 3 g F / 15 g verwertbare KH / ca. 1 KHE / 6 g BS

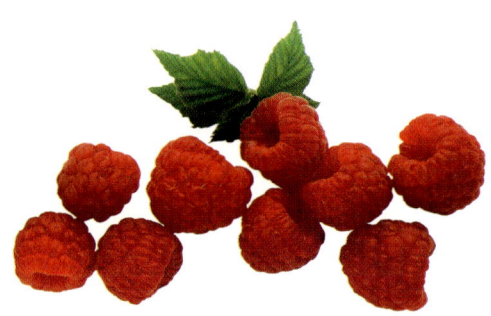

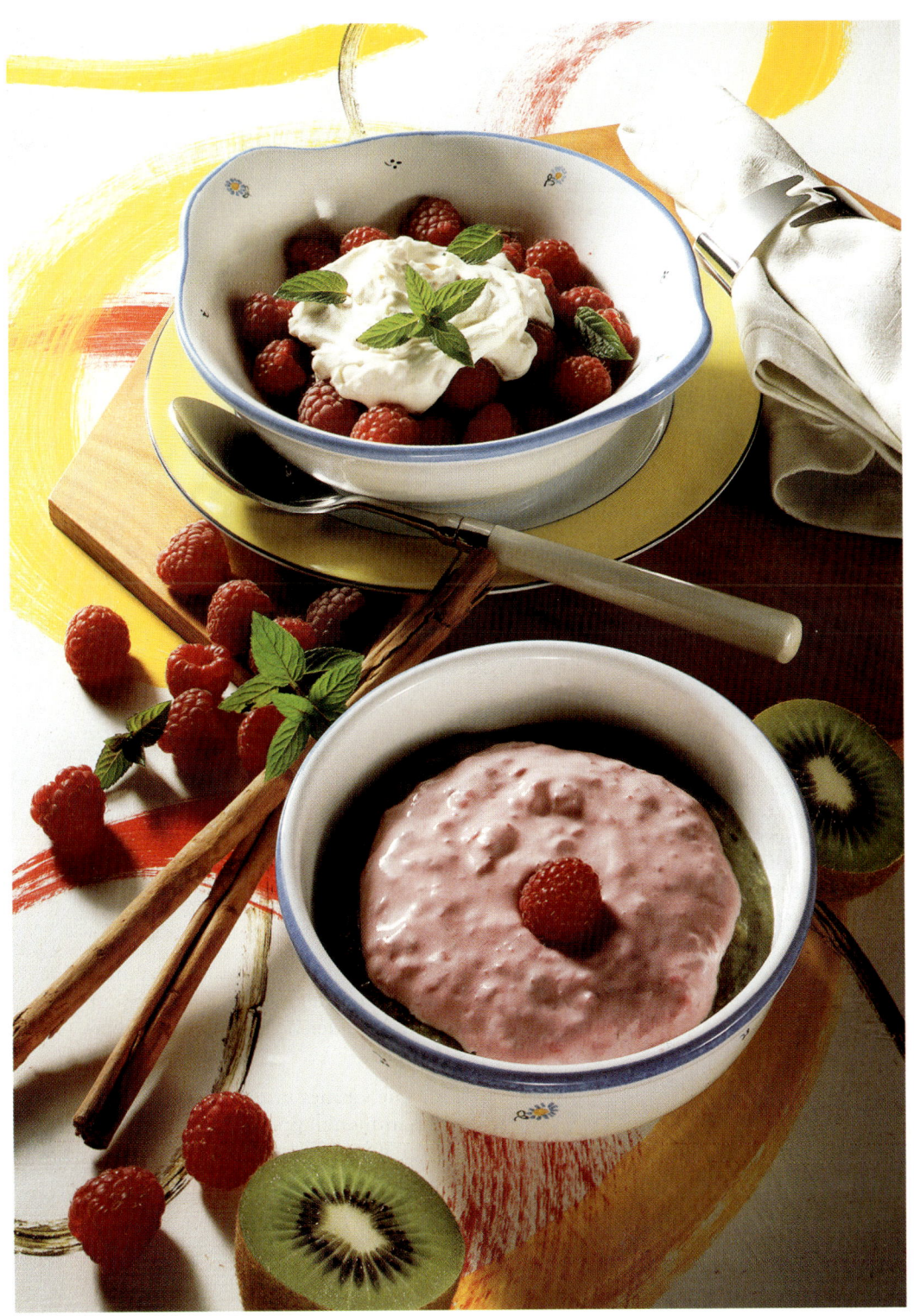

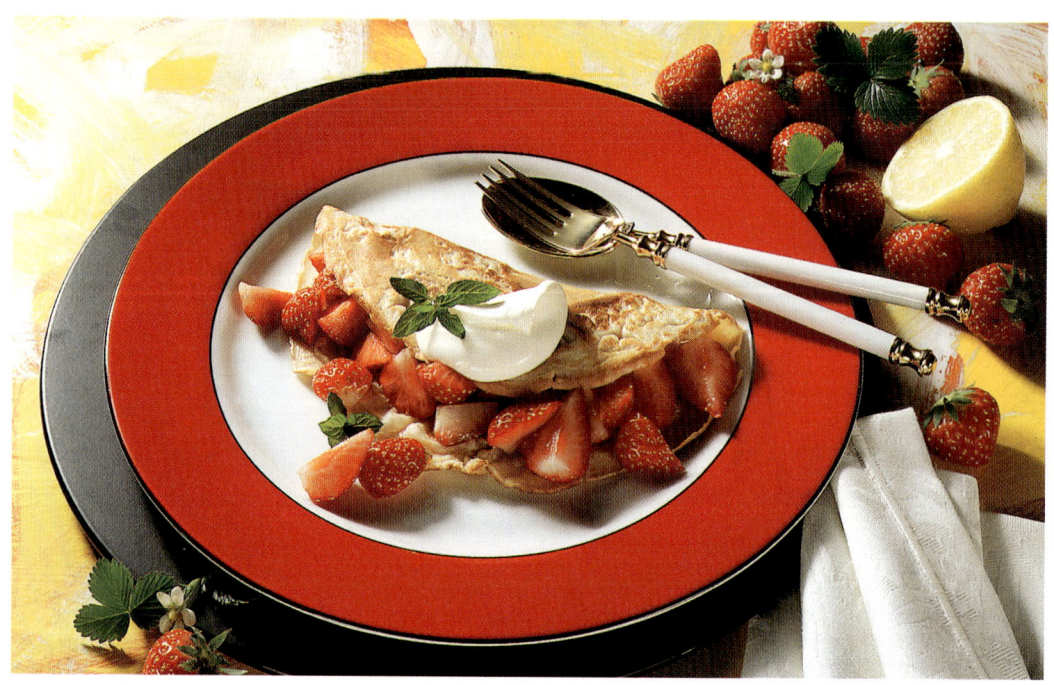

Dinkelcrêpes mit Beeren

• • •

2 Portionen
Zubereitungszeit: ca. 2¹/₄ Std.
(davon 2 Std. Quellzeit)

- *2 EL Dinkelmehl*
- *5 EL Milch
  (1,5% F.)*
- *5 EL Mineral-
  wasser*
- *1 Prise Salz*
- *Zimtpulver*
- *flüssiger Süßstoff*

- *abgeriebene
  Schale von 1
  unbehandelten
  Zitrone*
- *1 Ei*
- *200 g Erdbeeren*
- *2 TL Öl*
- *4 EL saure Sahne*
- *einige Minze-
  blättchen*

Variation

*Statt Erdbeeren können Sie auch Brom-
beeren verwenden (KHE berechnen).*

1. Das Dinkelmehl mit Milch, Mineral-
wasser, Salz, Zimt und etwa 6 Tropfen
Süßstoff sowie der Zitronenschale und
dem Ei zu einem glatten Teig verrühren
und etwa 2 Stunden quellen lassen.

2. In der Zwischenzeit die Erdbeeren
waschen, entstielen und vierteln.

3. Das Öl in einer beschichteten Pfanne
erhitzen und aus dem Teig nacheinander
4 kleine oder 2 große dünne Crêpes
backen.

4. Die Crêpes mit den Erdbeeren füllen,
zusammenklappen und mit einem Tupfer
saurer Sahne sowie der Minze garnieren.

190 kcal / 7 g E / 11 g F / 14 g verwertbare KH /
ca. 1 KHE / 3 g BS

Sesam–Zimt–Rauten

• • •

ca. 76 Stück
Zubereitungszeit: ca. 3 Std.
(davon ca. 2 Std. Einweich- und Ruhezeit)

- 1 unbehandelte Orange (ca. 170 g)
- 1 St. Ingwerknolle (ca. 2 cm)
- 140 g Rosinen
- 5 EL Sesamsamen
- 1 Ei
- 125 g weiche Butter
- 150 g Weizenvollkornmehl
- 150 g gemahlener Hafer
- Salz
- 1/2 TL Zimtpulver
- 5 EL Kiwi-Aprikosen-Marmelade (S. 22)
- 2 EL Mehl zum Bearbeiten

1. Die Orange waschen, die Schale abreiben und die Frucht auspressen. Den Ingwer schälen, fein würfeln und zusammen mit der Orangenschale sowie den Rosinen in den Orangensaft geben. Das Ganze etwa 1 Stunde einweichen.

2. In der Zwischenzeit 3 Eßlöffel Sesam in einer Pfanne goldbraun rösten. Von der Butter 1 Teelöffel abnehmen und beiseite stellen. Die restliche Butter mit dem Sesam und dem Ei zu den Mehlen geben. Das Ganze mit Salz und Zimt würzen.

3. Die eingeweichten Früchte fein pürieren, zur Sesam-Mehl-Mischung geben und das Ganze zu einem Teig kneten. Diesen in den Kühlschrank stellen und etwa 1 Stunde ruhen lassen.

4. Anschließend den Backofen auf 180 °C vorheizen. Den gekühlten Teig auf einer bemehlten Arbeitsplatte etwa 1/2 cm dick zu einem Quadrat ausrollen, mit der Marmelade bestreichen und mit den restlichen 2 Eßlöffeln Sesam bestreuen. Den Teig zunächst in 4 cm breite Streifen und dann in 76 Rauten schneiden.

5. Ein Backblech mit 1 Teelöffel Butter einfetten und die Gebäckstücke darauf legen. Die Sesam-Zimt-Rauten im Ofen etwa 20 Minuten auf der mittleren Schiene backen.

1 Portion (3 Stück):
120 kcal / 2 g E / 6 g F / 13 g verwertbare KH / ca. 1 KHE / 2 g BS

Tip

Wenn Sie, wie für diesen Teig, Vollkornmehl verwenden, beachten Sie, daß die Quellzeit länger ist als bei Teigen mit Auszugsmehl. Durch die lange Quellzeit werden die Bindefähigkeit des Teiges und die Konsistenz des Gebäckes verbessert.

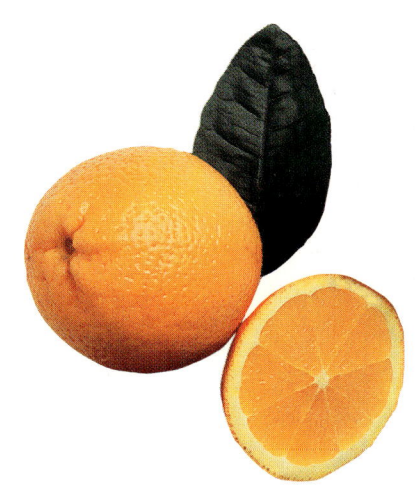

Getränke, Desserts und Gebäck

Bananenplätzchen

● ● ●

ca. 93 Stück
Zubereitungszeit: ca. 2¹/₄ Std.
(davon ca. 1 Std. Ruhezeit)

- 250 g Datteln
  mit Stein
- 100 ml Rotwein
- 2 Bananen
  (ca. 360 g)
- 100 g weiche
  Butter
- 2 Eier

- 5 EL gemahlene
  Haselnüsse
- 1 Msp. gemahlene Vanille
- 3 EL Carobpulver (ersatzweise 1 EL Kakaopulver)
- 180 g Weizenvollkornmehl

Variationen

● *Wenn es einmal schnell gehen soll, stechen Sie aus dem Teig mit Hilfe eines Löffels ovale Plätzchen ab und backen diese.*

● *Wenn Ihnen der Geschmack von Carobpulver zu bitter ist, kneten Sie statt dessen 1 Eßlöffel Kakaopulver unter den Teig.*

1. Die Datteln entsteinen und in feine Stücke schneiden. Diese mit dem Rotwein zum Kochen bringen und zugedeckt bei schwacher Hitze weich kochen. Abkühlen lassen.

2. In der Zwischenzeit die Bananen schälen und zerdrücken. Von der Butter 1 Teelöffel abnehmen und beiseite stellen. Den Rest zusammen mit dem Ei und den Bananen verrühren.

3. Die Nüsse mit Vanille, Carobpulver und Vollkornmehl mischen. Alle Zutaten in eine Schüssel geben und miteinander verkneten. Den Teig etwa 1 Stunde bei Zimmertemperatur ruhen lassen.

4. Inzwischen ein Backblech mit der restlichen Butter einfetten und den Backofen auf 180 °C vorheizen.

5. Den Teig portionsweise in einen Spritzbeutel mit großer Tülle füllen. Etwa 93 Rosetten auf das Blech spritzen und diese in 15 bis 20 Minuten auf der mittleren Schiene backen.

1 Portion (4 Stück):
120 kcal / 2 g E / 6 g F / 14 g verwertbare KH /
ca. 1 KHE / 2 g BS

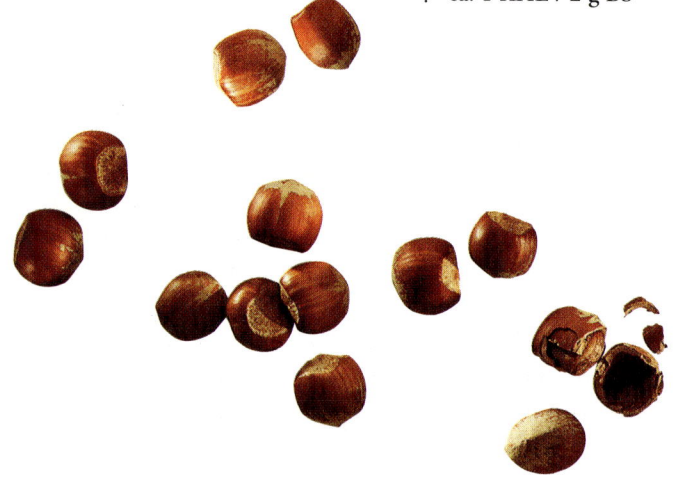

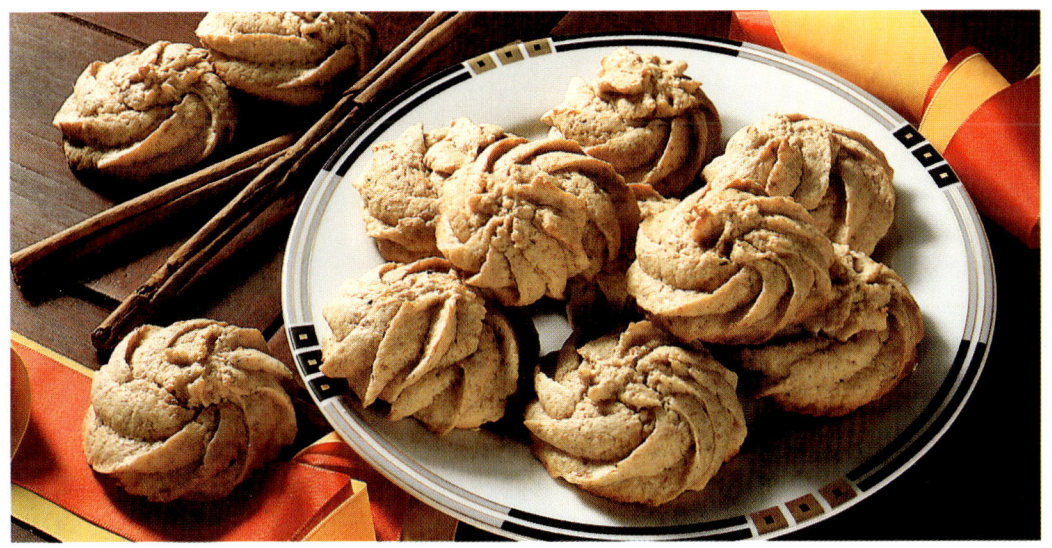

Rotweinspritzgebäck

· · ·

ca. 85 Stück
Zubereitungszeit: ca. 1¹/₄ Std.
(plus Einweichzeit über Nacht)

- 1 Vanilleschote
- 140 g Rosinen
- 100 ml Rotwein
- 1 unbehandelte
  Zitrone
- 200 g weiche
  Butter
- 2 Eier
- ¹/₂ TL Zimt-
  pulver
- 1 Prise Salz
- 2 TL Weinstein-
  backpulver
- 400 g Weizen-
  vollkornmehl
- 100 ml Milch
  (3,5 % F.)

1. Die Vanilleschote fein hacken und zusammen mit den Rosinen im Rotwein einweichen. Die Zitrone waschen. Die Schale abreiben. Sie dann halbieren und den Saft auspressen. Saft und Schale in den Rotwein geben. Das Ganze zugedeckt über Nacht stehen lassen.

2. Die Butter bis auf 1 Teelöffel schaumig rühren und nach und nach die Eier, Zimt und Salz sowie das Backpulver darunterrühren. Von dem Mehl 1 Eßlöffel abnehmen und beiseite stellen.

3. Die eingeweichten Rosinen zusammen mit dem Wein fein pürieren und abwechselnd mit dem restlichen Mehl und der Milch mit einem Holzlöffel unter die Buttermasse rühren.

4. Ein Backblech mit 1 Teelöffel Butter einfetten und mit 1 Eßlöffel Mehl bestäuben. Den Teig in einen Spritzbeutel mit Tülle füllen. Auf das Backblech etwa 85 Rosetten spritzen und diese etwa 30 Minuten ruhen lassen. Inzwischen den Backofen auf 180 °C vorheizen.

6. Nach der Ruhezeit das Rotweingebäck im Ofen auf der mittleren Schiene in etwa 15 Minuten backen.

1 Portion (3 Stück):
130 kcal / 3 g E / 7 g F / 13 g verwertbare KH /
ca. 1 KHE / 2 g BS

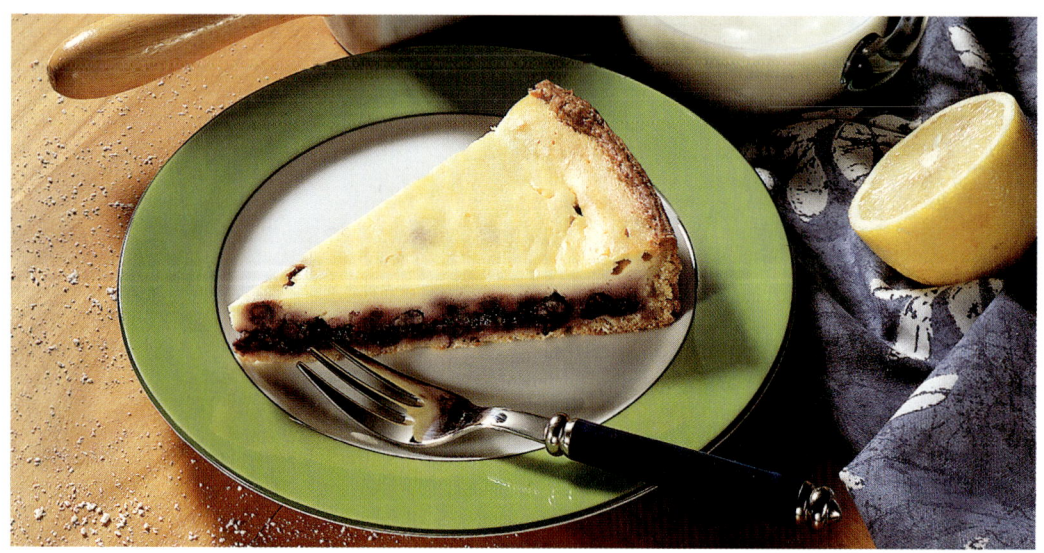

Heidelbeerkuchen

● ● ●

ca. 14 Stück
Zubereitungszeit: ca. 1¹/₄ Std.
(plus Einweichzeit über Nacht)

Für den Teig

- *80 g getrocknete Feigen*
- *100 g Magerquark*
- *4 EL Milch (3,5% F.)*
- *4 EL Öl*
- *1 Ei*
- *1 Msp. Salz*
- *Saft und Schale von ¹/₂ unbehandelten Zitrone*
- *140 g Dinkelmehl*
- *100 g Haferflocken*
- *¹/₂ P. Backpulver*
- *1 TL Butter zum Einfetten*

Für den Belag

- *500 g TK-Heidelbeeren*
- *5 EL Butter*
- *250 g Magerquark*
- *1 Ei*
- *100 ml Milch (3,5% F.)*
- *¹/₂ P. Puddingpulver (z.B. Vanille- oder Sahnegeschmack)*
- *Saft von ¹/₂ Zitrone*
- *¹/₂ TL Süßstoff*

1. Die Feigen in einer Schüssel, mit Wasser bedeckt, über Nacht einweichen.

2. Die eingeweichten Feigen ausdrücken und fein würfeln. Sie mit Quark, Milch, Öl, Ei, Salz, Saft und Schale der Zitrone, Dinkelmehl, Haferflocken und Backpulver zu einem festen Teig verkneten. Ihn für etwa 30 Minuten kühl stellen.

3. Inzwischen den Backofen auf 180 °C vorheizen. Eine Springform (26 cm ø) mit der Butter einfetten. Den gekühlten Teig in die Form geben und flachdrücken. Den Teig am Rand etwa 2 cm hochziehen.

4. Die gefrorenen Heidelbeeren auf dem Teigboden verteilen. Für die Masse die zimmerwarme Butter schaumig schlagen und mit den restlichen Zutaten verrühren.

5. Die Quarkmasse in die Springform füllen und den Kuchen im Ofen auf der unteren Schiene etwa 45 Minuten backen.

240 kcal / 8 g E / 9 g F / 26 g verwertbare KH / ca. 2 KHE / 4 g BS

Getränke, Desserts und Gebäck

Käsekuchen mit Johannisbeeren

● ● ●

ca. 16 Stück
Zubereitungszeit: ca. 2 Std.
(davon ca. 1¼ Std. Backzeit)

Für den Teig
- 180 g Mager-
  quark
- 70 ml Milch
  (3,5% F.)
- 5 EL Öl
- Saft und Schale
  von 1 unbehan-
  delten Zitrone
- 1 Msp. Salz
- ½ TL flüssiger
  Süßstoff
- 1 TL Backpulver
- 240 g Weizen-
  vollkornmehl
- 1 TL Butter zum
  Einfetten

Für den Belag
- 500 g Mager-
  quark
- 100 g saure
  Sahne
- 300 ml Milch
  (1,5% F.)
- Saft und Schale
  von 1 unbehan-
  delten Zitrone
- 100 g Rosinen
- 60 g Frucht-
  zucker
- 2 P. Puddingpul-
  ver (z.B. Vanille
  oder Sahne-
  geschmack)
- 4 Eier
- 300 g Johannis-
  beeren
- 8 EL Sonnenblu-
  menkerne

Tips

● *Ob der Kuchen durchgebacken ist,
prüfen Sie am besten mit der Stäbchen-
probe: Stechen Sie mit einem Holzstäb-
chen in den Kuchen. Wenn kein Teig am
Stäbchen haften bleibt, ist der Kuchen
fertig.*
● *Wenn Sie Kalorien einsparen möchten,
können Sie für die Quarkmasse statt des
Fruchtzuckers einige Tropfen flüssigen
Süßstoff verwenden.*

1. Alle Zutaten für den Teig bis auf die
Butter in eine Schüssel geben und miteinander verkneten. Den Teig dann für etwa
1 Stunde kühl stellen.

2. In der Zwischenzeit den Quark mit
saurer Sahne, Milch, Saft und Schale der
Zitrone, Rosinen, Fruchtzucker, Puddingpulver sowie mit Eiern glattrühren.

3. Den Backofen auf 200 °C vorheizen.
Eine Springform (26 cm ø) mit der Butter
einfetten. Die Johannisbeeren waschen
und vorsichtig trockenschütteln. Sie dann
von den Rispen streifen.

4. Den gekühlten Teig nochmals durchkneten und die Form damit auslegen,
dabei einen etwa 2 cm hohen Rand hochziehen. Die Johannisbeeren und die Sonnenblumenkerne gleichmäßig auf dem
Boden verteilen.

5. Die Quarkmasse auf dem belegten
Boden verstreichen. Den Kuchen im Ofen
auf der unteren Schiene bei 200 °C
zunächst etwa 10 Minuten anbacken.
Dann die Temperatur auf 180° C zurückschalten und den Kuchen in etwa 1 Stunde fertigbacken.

260 kcal / 12 g E / 9 g F / 28 g verwertbare KH /
ca. 2 KHE / 3 g BS

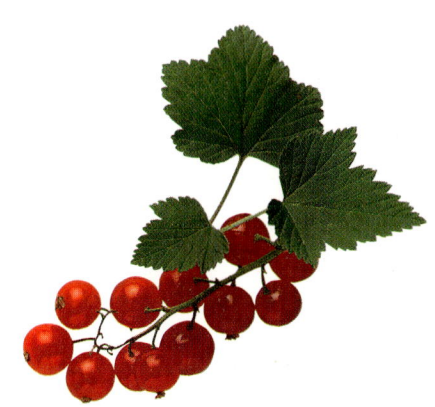

Getränke, Desserts und Gebäck

Himbeer-Joghurt-Torte

● ● ●

ca. 14 Stück
Zubereitungszeit: ca. 2 Std.
(davon ca. 35 Min. Backzeit)

Für den Boden
- *5 Eier*
- *2 Eigelb*
- *1 Msp. Zimt-*
  pulver
- *1 TL abgeriebene*
  Zitronenschale
- *flüssiger Süßstoff*
- *50 ml trockener*
  Weißwein
- *140 g Weizen-*
  vollkornmehl
- *30 g Speisestärke*
- *1 TL Backpulver*
- *100 g Butter*

- *50 g Erdbeer-*
  Rhabarber-
  Marmelade
  (S. 38)

Für die Creme
- *400 g Himbeeren*
- *150 g saure*
  Sahne
- *400 g Naturjo-*
  ghurt (3,5% F.)
- *Saft von 1*
  Zitrone
- *flüssiger Süßstoff*
- *8 Blatt Gelatine*

1. Eier, Eigelb, Zimt und Zitronenschale zusammen mit einigen Tropfen Süßstoff und mit dem Wein in einer Schüssel verrühren. Die Schüssel in einen Topf mit kochendem Wasser hängen und die Creme auf Handwärme aufschlagen. Die Schüssel anschließend aus dem Topf nehmen und die Creme unter ständigem Rühren abkühlen lassen.

2. Den Backofen auf 180 °C vorheizen. Eine Springform (26 cm ø) mit 1 Teelöffel Butter einfetten, dabei den Rand der Form auslassen. Die restliche Butter in einem kleinen Topf erhitzen, bis sie zerlaufen ist.

3. Das Mehl mit Speisestärke und Backpulver mischen und auf die Eimasse sieben. Dann mit einem Holzlöffel vorsichtig unterheben.

4. Die zerlaufene Butter unter die Biskuitmasse heben. Diese in die Springform füllen, glattstreichen und im Ofen etwa 35 Minuten backen.

5. Den Biskuitboden nach der Backzeit aus dem Backofen nehmen und in der Form etwa 1 Stunde auskühlen lassen.

6. Inzwischen die Creme zubereiten. Dazu die Himbeeren waschen und verlesen. Einige Himbeeren zum Garnieren beiseite stellen. Die saure Sahne mit dem Joghurt glattrühren und die Himbeeren unterheben. Mit Zitronensaft und Süßstoff abschmecken.

7. Die Gelatine in kaltem Wasser 2 bis 3 Minuten einweichen. Sie danach ausdrücken und in einem kleinen Topf bei schwacher Hitze auflösen. Von der Himbeer-Joghurt-Creme 3 Eßlöffel abnehmen und diese mit der Gelatine verrühren. Dann den gesamten Topfinhalt zügig unter die Creme rühren.

8. Den ausgekühlten Biskuitboden aus der Form lösen und mit der Marmelade bestreichen. Einen Tortenring um den Boden legen. Die Creme darauf verteilen und glattstreichen. Den Kuchen mit den beiseite gestellten Himbeeren garnieren und im Kühlschrank durchkühlen lassen.

180 kcal / 7 g E / 10 g F / 13 g verwertbare KH / ca. 1 KHE / 3 g BS

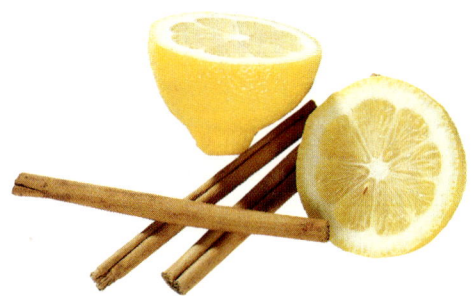

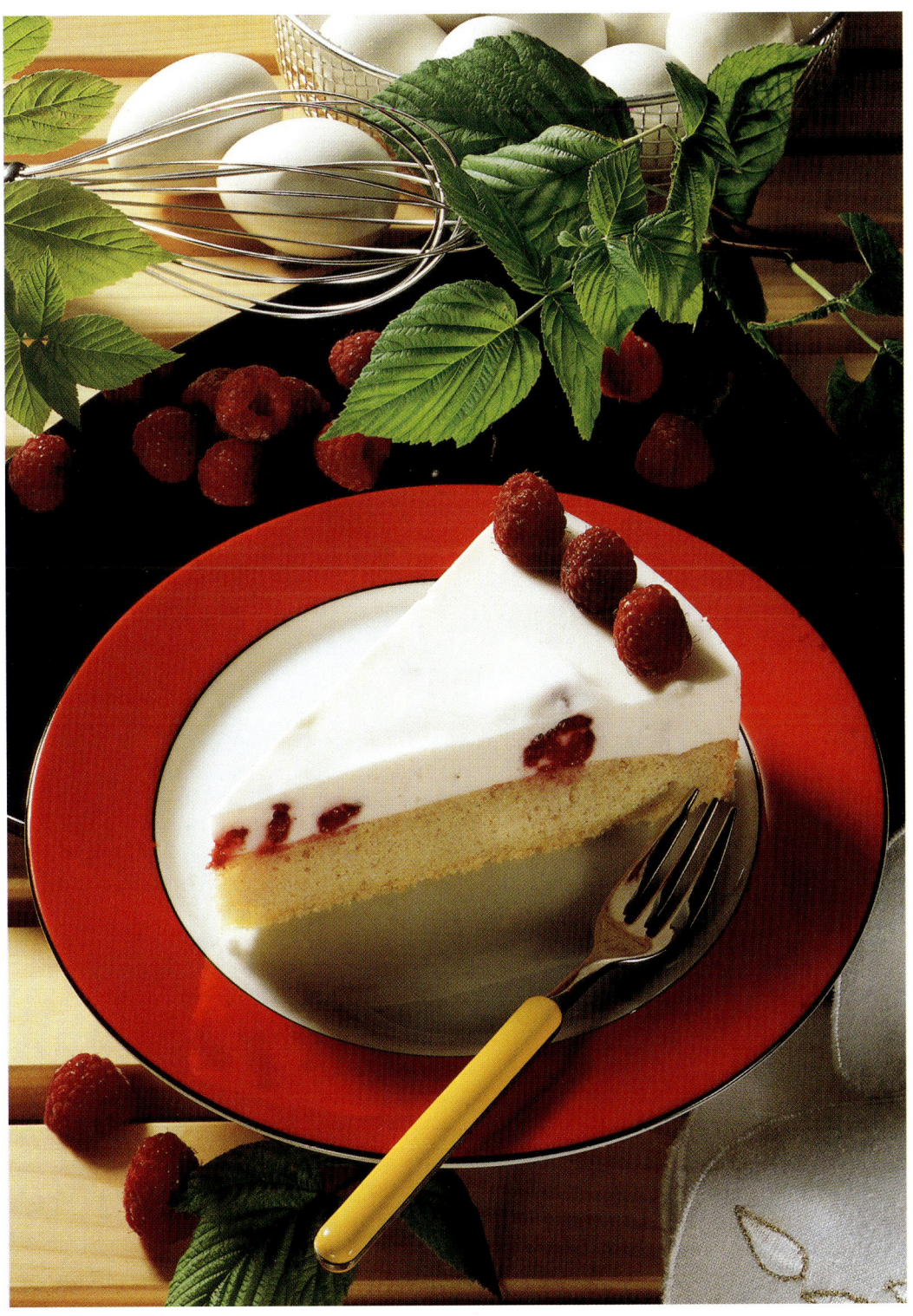

Getränke, Desserts und Gebäck

Tagespläne

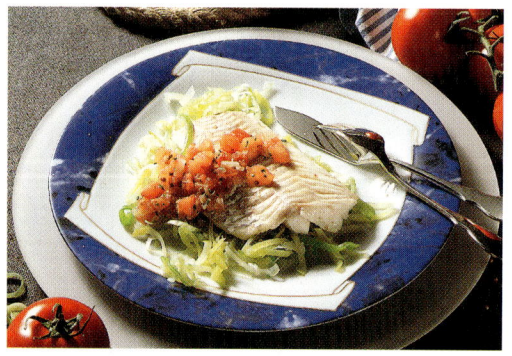
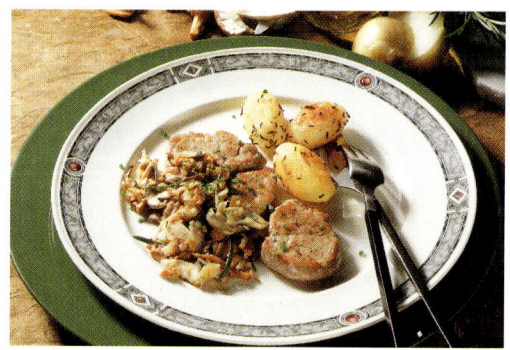

Vorschlag für 1200 kcal

Frühstück
2 Scheiben Grahambrot (ca. 60 g)
1 Scheibe Knäckebrot
1 EL Butter (ca. 10 g)
Erdbeer-Rhabarber-Marmelade (S. 38)

1. Zwischenmahlzeit
Tsatsiki (S. 40)

Mittagessen
Kabeljaufilet auf Lauchgemüse (S. 91)
Naturreis (45 g Rohgewicht)
1 Portion Blattsalat

2. Zwischenmahlzeit
1 Apfel (ca. 115 g)

Abendessen
2 Scheiben Vollkorntoast (ca. 50 g)
Graupensuppe mit Bündnerfleisch
(S. 61)

1250 kcal / 70 g E /33 g F /144 g verwertbare KH /
ca. 11 KHE / 28 g BS

Vorschlag für 1500 kcal

Frühstück
Süßer Sechskornbrei (S. 43)

1. Zwischenmahlzeit
1 Orange (ca. 170 g)

Mittagessen
Möhren-Sellerie-Frischkost (S. 48)
Schweinefilet mit Pilzen (S. 68)
2 Pellkartoffeln (ca. 160 g)

2. Zwischenmahlzeit
1 Portion Sesam-Zimt-Rauten (S. 115)

Abendessen
1 Scheibe Vollkornbrot (ca. 60 g)
Bunter Tofusalat (S. 66)

3. Zwischenmahlzeit (Spätmahlzeit)
1 Apfel (ca. 115 g)

1550 kcal / 62 g E / 56 g F / 176 g verwertbare KH / ca. 12½ KHE / 36 g BS

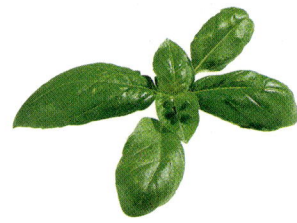

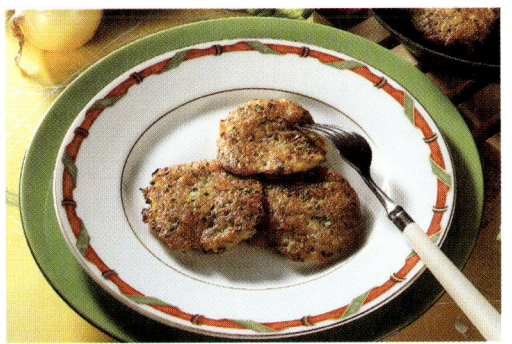
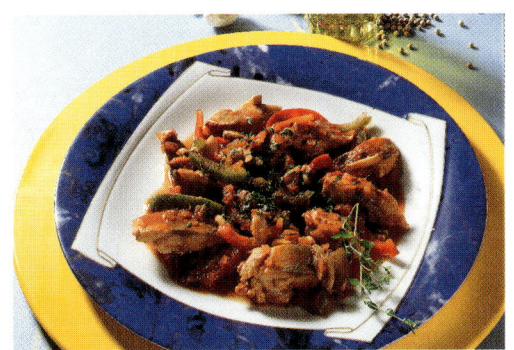

Vorschlag für 1800 kcal (Tagesplan auf vegetarischer Basis)

Frühstück
Hirsemüsli (S. 42)
1 Banane (ca. 120 g)

1. Zwischenmahlzeit
Herzhaftes Frühlingsknäcke (S. 44)

Mittagessen
Gemüselasagne (S. 97)
Pfirsich-Mango-Salat mit Sanddorn-sauce (S. 109)

2. Zwischenmahlzeit
1 Scheibe Vollkornbrot (ca. 60 g)
Würziger Hüttenkäse (S. 38)

Abendessen
Brokkolisuppe (S. 56)
Kartoffel-Zucchini-Puffer (S. 67)

3. Zwischenmahlzeit
1 Apfel (ca. 115 g)

1820 kcal / 64 g E / 56 g F / 238 g verwert-bare KH / ca. 15½ KHE / 47 g BS

Vorschlag für 2000 kcal

Frühstück
Flockenmüsli mit Pfirsich (S. 43)

1. Zwischenmahlzeit
1 Scheibe Vollkorntoast (ca. 60 g)
1 TL Butter (ca. 5 g)
Kiwi-Aprikosen-Marmelade (S. 36)

Mittagessen
Makrelenstreifen in Paprikasauce (S. 86)
Kräuterpolenta (S. 54)
Kiwigrütze mit Himbeersauce (S. 112)

2. Zwischenmahlzeit
Käsekuchen mit Johannisbeeren (S. 119)

Abendessen
Chicorée mit Radicchio und
Banane (S. 46)
Geschmorte Champignons mit
Frühlingszwiebeln (S. 66)
Gemüsereis (S. 53)

3. Zwischenmahlzeit (Spätmahlzeit)
1 Birne (ca. 140 g)

2050 kcal / 86 g E / 57 g F / 257 g verwert-bare KH / ca. 16 KHE / 46 g BS

Mengen, Maße und Portionsgrößen im Überblick

Übliche Portionsgrößen

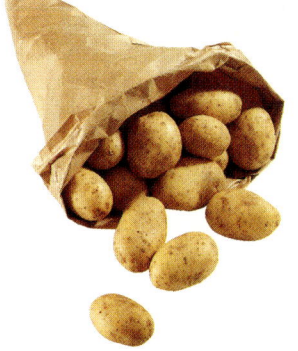

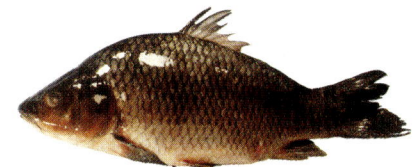

Lebensmittel		ca. KHE
Beilagen		
Reis (Rohgewicht)	50 g	3
Nudeln (Rohgewicht)	50 g	3
Kartoffeln (3 mittelgroße)	250 g	3
Fleisch, Fisch und Wurst		
Fisch	150 g	–
Fleisch	100 g	–
Bratwurst (mittelgroß)	150 g	–
Würstchen	100 g	–
1 Scheibe Schinken	50 g	–
1 Scheibe Aufschnittwurst	25 g	–
Streichwurst für 1 große Scheibe Brot	30 g	–
Käse und Fette		
1 Scheibe Schnittkäse	30 g	–
1 Portion Camembert	30 g	–
1 EL Frischkäse	20 g	–
1 EL geriebener Parmesan	5 g	–
1 gehäufter EL Quark	30 g	–
1 EL Butter oder Margarine	10 g	–
1 TL Mayonnaise	4 g	–

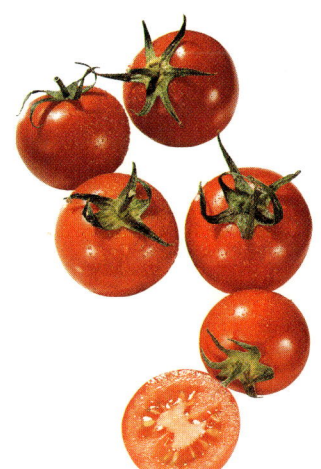

Brot und Getreideprodukte

1 Scheibe Vollkornbrot	60 g	2
1 Scheibe Pumpernickel	40 g	$1^{1}/_{2}$
1 Scheibe Toast-/Weißbrot	20 g	1
1 Brötchen	45 g	2
1 Scheibe Knäckebrot	10 g	$^{1}/_{2}$
1 Stück Zwieback	10 g	$^{1}/_{2}$
1 EL Speisestärke	10 g	1
1 EL Grieß	10 g	1
1 EL Vollkornhaferflocken	10 g	$^{1}/_{2}$

Obst (mittelgroße Früchte)

1 Apfel	115 g	1
1 Apfelsine	145 g	1
1 Aprikose	45 g	$^{1}/_{2}$
1 Banane	120 g	2
1 Birne	140 g	$1^{1}/_{2}$
1 Clementine	45 g	$^{1}/_{2}$
1 Grapefruit	265 g	2
1 Kiwi	45 g	$^{1}/_{2}$
1 Pfirsich	115 g	1
3 Pflaumen	à 33 g	1

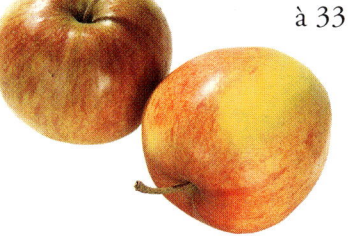

Gebräuchliche Maße

1 kleine Tasse	100 ml
1 Tasse (randvoll)	150 ml
1 Teller	250 ml
1 Wasserglas	200 ml
1 Weißweinglas	150 ml
1 EL	15 ml
1 TL	5 ml

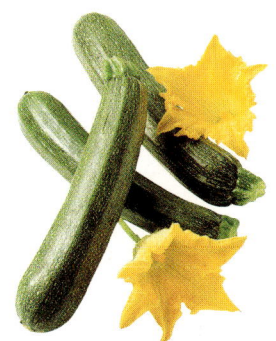

Register

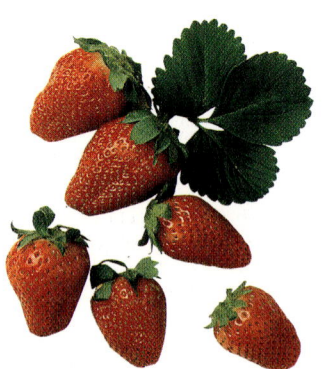

Rezeptverzeichnis

Das Autorenteam

Prof. Dr. med. Günther Wolfram ist Herausgeber dieser FALKEN Gesundheitskochbuchreihe. Die Fachgebiete Innere Medizin und Klinische Ernährungslehre ziehen sich wie ein roter Faden durch seinen Lebenslauf. Zur Zeit leitet er das Institut für Ernährungswissenschaft an der Technischen Universität München. Zahlreiche ehrenamtliche Tätigkeiten in nationalen und internationalen wissenschaftlichen Organisationen und Gesellschaften: Präsident der Deutschen Gesellschaft für Ernährungsmedizin, Präsident der Deutschen Gesellschaft für Ernährung sowie der Gesellschaft für Ernährungsbiologie.

Dr. oec. troph. Marion Burkard, die Verfasserin der Einleitung, arbeitet als Ernährungswissenschaftlerin in einem Krankenhaus in Frankfurt/Main. Schwerpunktmäßig berät und schult sie Typ-2-Diabetiker sowie Patienten mit anderen ernährungsabhängigen Krankheiten. Darüber hinaus ist sie Lehrbeauftragte für Beratung im klinischen Umfeld und Ernährungspathologie an der Justus-Liebig-Universität Gießen.

Hanno Ciper hat die Rezepte für dieses Buch konzipiert. Er ist diätetisch geschulter Koch und Küchenleiter in einer Fachklinik für Innere Medizin und Orthopädie in Überlingen/Bodensee.

Im FALKEN Verlag sind zahlreiche Titel zu den Themen „Ernährung" und „Gesundheit" erschienen. Sie erhalten sie überall dort, wo es Bücher gibt.

Sie finden uns im Internet: **www.falken.de**

Dieses Buch wurde auf chlorfrei gebleichtem und säurefreiem Papier gedruckt.

ISBN 3 8068 1793 6

Umschlaggestaltung: Peter Udo Pinzer
Layout: Petra Schwarzmann, Wiesbaden
Redaktion dieser Auflage: Elly Lämmlen
Herstellung: Petra Leupacher und Sabine Vogt
Umschlagfotos: Ulrich Kopp, Füssen
(vorne: Kalbsschnitzel auf Wurzelgemüse, S. 74; hinten: Dinkelcrêpes mit Beeren, S. 114)
Rezeptfotos: Ulrich Kopp, Füssen
Weitere Fotos im Innenteil: FALKEN Archiv, außer: **Image Bank,** Frankfurt: S. 16 (Kaz Mori); **Silvestris Fotoservice,** Kastl/Obb.: S. 22 (Andreas Riedmiller); **Tony Stone,** München: S. 8 (Ken Fisher); **WDV,** Bad Homburg: S. 27 (Tita Bayer), 32 (HPA) und 20 (Bernhard D. Schmerl)

Die Ratschläge in diesem Buch sind von den Autoren und vom Verlag sorgfältig erwogen und geprüft, dennoch kann eine Garantie nicht übernommen werden. Eine Haftung der Autoren bzw. des Verlags und seiner Beauftragten für Personen-, Sach- und Vermögensschäden ist ausgeschlossen.

Satz: FALKEN Verlag, Niedernhausen/Ts.
Druck: Appl, Wemding

817 2635 4453